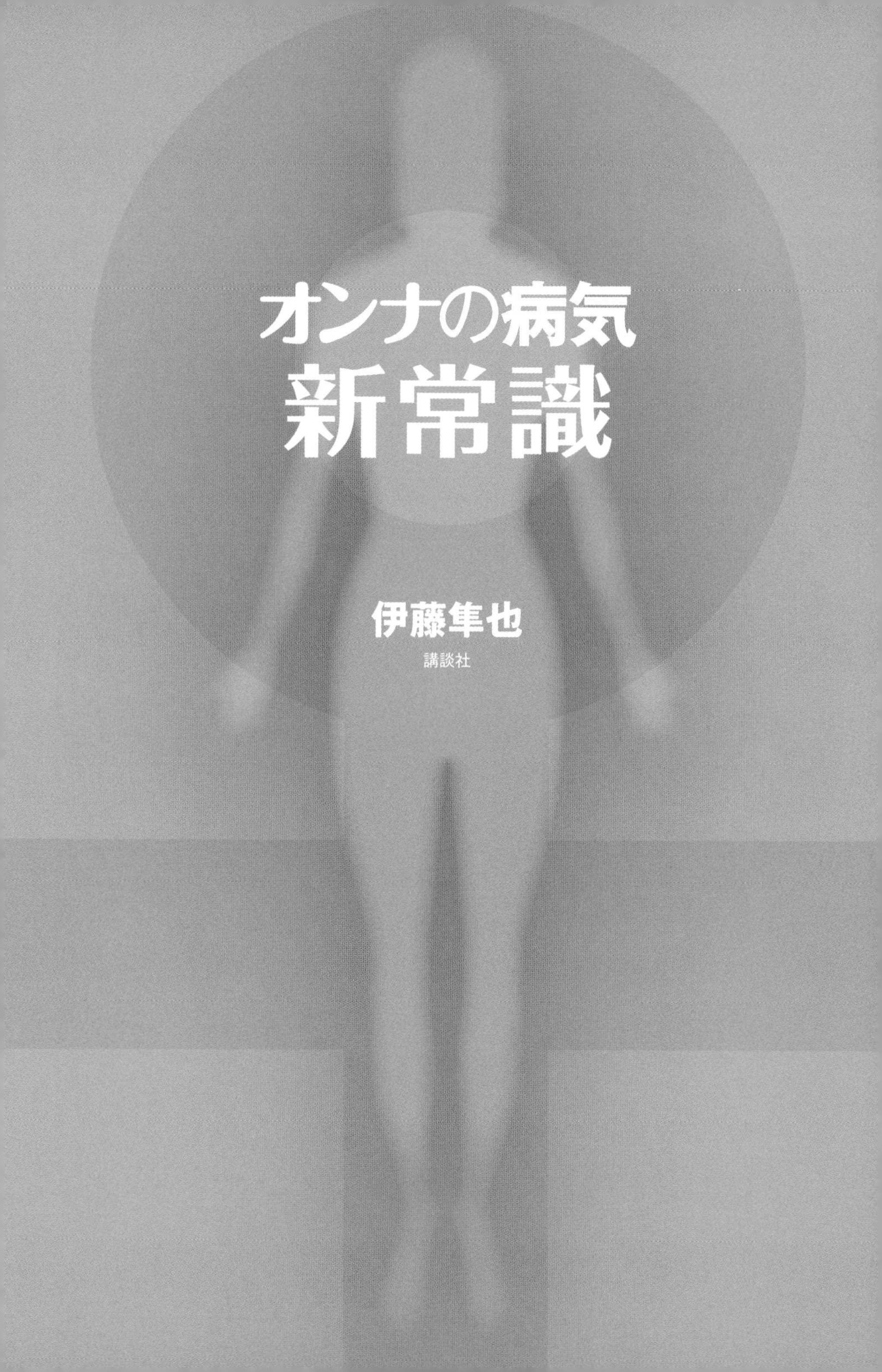

オンナの病気 新常識

伊藤隼也

講談社

オンナはオトコと違う。

女性と男性は、体のつくりや生殖機能などが違うだけでなく、病気の発症率や現れる症状、リスクファクターなどが異なることが、医学的に明らかになってきつつあります。

こうした男女の差「性差」に注目した医療「性差医療」が本格的に始まったのが、20世紀の後半。始まって間もない分野で一般的にはいまだ広く認知されていませんが、がんや生活習慣病などでは性差を示す報告も出てきています。本書ではこの「性差」に注目し、女性特有の病気、かかりやすい病気、性差がある病気などについて専門の医師らに取材、そこで分かった、現代人が知っておいたほうがいい新常識を紹介しました。かかりつけ医も知らない？　最新情報も数多く載せています。

また、本書と同時に『オトコの新常識』も刊行。ご家庭で2冊を読み比べていただくと、女性と男性の健康観や病気の違いが分かり、家族の健康維持や疾病治療に、たいへん役立つのではないかと思います。

医療ジャーナリスト　伊藤隼也

女性の健康をサポートする一冊。

女性外来、女性医療……。そんな言葉を聞くようになって久しい。これも「私たち女性は男性とは違う」という意識があるからだと思うのですが、実際のところ、医学的にみても男性と女性とでは多くの面で違うことが明らかになりつつあります。

考えてみれば、女性には子宮や卵巣など妊娠や出産のための臓器が備わっていますし、成熟期の女性には妊娠中を除いて毎月、月経があります。また、10代後半から閉経を迎える50代ぐらいまでは、女性ホルモンの影響に心と体が大きく左右されます。男性と女性では、病気が与える影響の大きさ、かかりやすさなど、同じはずがないのです。

本書は、とくに35歳以上の女性の健康や病気について取り上げました。具体的には、第1章では、女性がかかりやすい病気（冷え症や便秘、ドライマウスなど）や気になるトラブルについて、その原因や対策をまとめ、第2章では月経や更年期のトラブル、女性特有のがんについて最新事情を盛り込みました。第3章では生活習慣病のなかで、女性に知っておいてもらいたいコレステロールと肥満、脂肪肝などを解説しています。尿トラブルや腰痛などでは自分でできる方法を紹介しているので試してみてください。

　女性の平均寿命が延び、仕事と家庭を充実させている女性も増えています。その一方で、更年期の症状やがん、慢性病と付き合いながらがんばっている女性もいるでしょう。10代で子どもを産み、育てる女性も、40代で第1子を妊娠する女性も、子どもを産まないという選択肢をとる女性もいます。取材をしたある医師が、「今は女性の生き方が多様で、ひとくくりにできない」と話していましたが、まさにそのとおりだと思います。それでも、やはり気をつけたい病気や症状に共通するところはあります。本書が、多くの女性が、より自分らしく、健康的な毎日を送るための一助となれば幸いです。

CONTENTS

オンナはオトコと違う。 3

女性の健康をサポートする一冊。 4

第1章 女の気になる病気・トラブル 13

01 冷え症
冷え症には筋トレとリラクゼーションを 14
コラム 冷え症とは違う? 「低体温」とはこんな状態

02 肌と髪のアンチエイジング
「洗いっぱなし」が究極のアンチエイジング 20
コラム 日焼けの害と日焼け止めの害　どちらが問題なのか
コラム 日光浴でがん予防? 「太陽のビタミン」の効用とは

03 尿トラブル（尿もれ・骨盤臓器脱など）
尿トラブルには骨盤底筋トレーニング！ 28
コラム 自宅でできる尿もれ対策「骨盤底筋トレーニング」
コラム 女性にもある「性機能障害」　パートナーとよく話し合って

04 便秘
意外に知らない便秘薬の真実 36
コラム 女性のがん死亡原因第1位は大腸がんだった
コラム 洗浄便座が問題!?　洗いすぎで肛門がただれることも

05 痔
おしりのトラブルは悩んでいないで肛門科へ、が正解 42

06 頭痛
痛みの本当の原因を知るのが治療の第一歩 46
コラム 片頭痛の放置は禁物！　ガンコな耳鳴り「頭鳴」を引き起こすことも
コラム 片頭痛はウイルスが原因!?　帯状疱疹治療薬の早期服用が有効

07 ドライマウス
井戸端会議はドライマウス予防に最適 54
コラム 口のトレーニングが口の乾燥と老化を防ぐ

08 腰痛
自分で腰痛を治せる「マッケンジー法」 62

09 ひざの痛み
ひざの痛みは動かして治す!
コラム 股関節の病気「変形性股関節症」は40代~50代で注意が必要 70

10 外反母趾
靴選びを間違えると、足が変形する!
コラム 最適な靴は一人ひとり違うもの　正しい靴の選び方 76

11 下肢静脈瘤
「見えざる下肢静脈瘤」に要注意!
コラム ハイヒールは悪化の原因　スニーカーで街へ出よう 82

12 線維筋痛症
原因不明で広範囲の慢性疼痛は線維筋痛症の疑いあり
コラム 「生物学的製剤」登場で関節リウマチの治療が変わった! 88

第2章 女の35歳から気をつけたい病気 ホルモン・がん　95

13 更年期のトラブル
更年期障害の原因は意外とシンプル！　96
コラム 更年期を過ぎる前から始めたい骨粗しょう症の予防と治療

14 月経のトラブル
「いつもの月経痛」が病気による月経痛に変わっている可能性も　106
コラム 不正出血を見逃すな　重大な病気のサインになることも

15 子宮体がん
更年期になったらまずは子宮体がん検査を！　112
コラム 子宮頸がん予防ワクチンで新たな問題が発生

16 卵巣がん
「ウエストが太った」「おなかが張る」は危険信号　118
コラム 卵巣がんの原因？　チョコレートのう腫とは

17 乳がん
母親や姉妹も乳がんという「がん家系」は注意　124
コラム 毎月の習慣にしたい！　乳がんの自己チェック
コラム 納豆や豆腐などの大豆食品が乳がんの再発などを予防する？

第3章 女の生活習慣病 133

18 コレステロールと肥満
コレステロールより食物油が問題！
コラム 専門家の間でももめている！「コレステロール論争」とは 134

19 高血圧
高血圧は静かに忍び寄る恐ろしい病気
コラム 医師も知らない？ 更年期女性に多い「微小血管狭心症」 142

20 NASH（非アルコール性脂肪肝炎）
お酒を飲まない人の脂肪肝「NASH」にご用心！ 148

信頼できる「かかりつけ医」の探し方／病院・医師リスト 153

■編集・取材・文
山内リカ　長谷川靖

■造本・装幀
岡 孝治＋椋本完二郎

■本文イラスト
深谷稔子　今泉智恵子

■DTP
リバーズエッジ

■協力
医療情報研究所

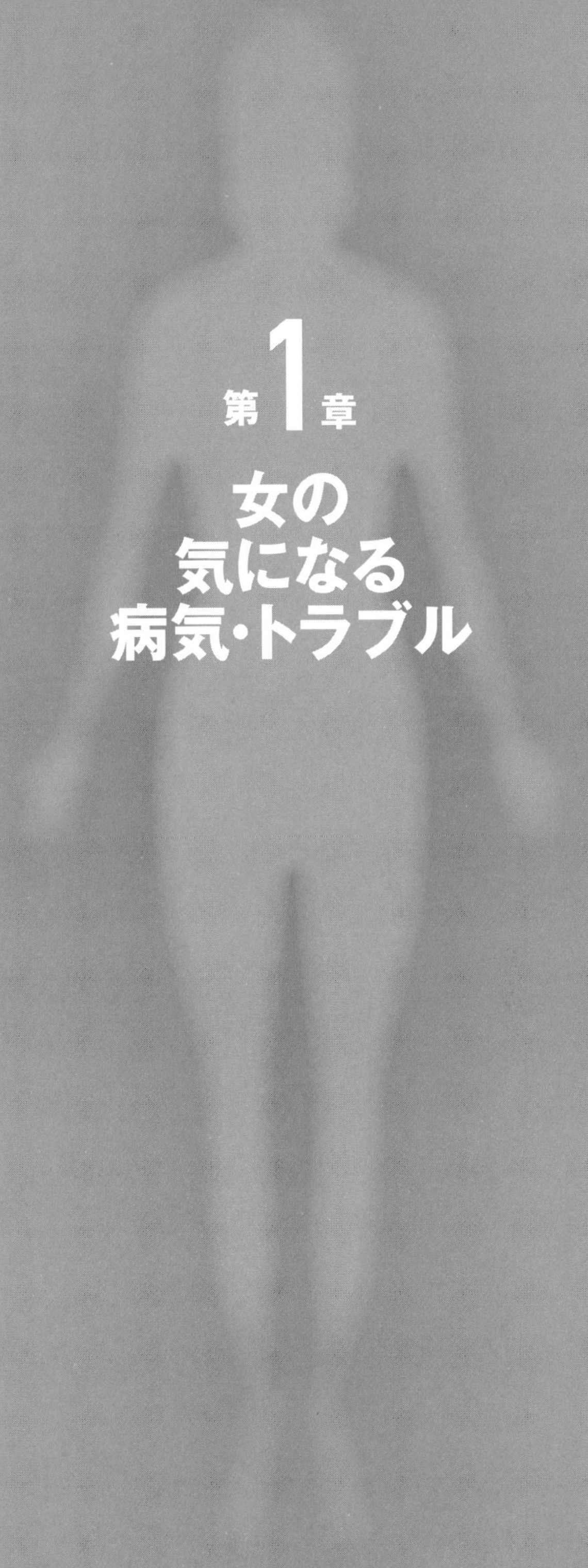

第1章

女の
気になる
病気・トラブル

冷え症には筋トレとリラクゼーションを

風邪は万病のもと――。これは誰でも知っている先人の言葉だが、「冷えは万病のもと」というのは、案外、知られていないのではないだろうか。

しかしながら、中国の古典には、「手足《しゅそく》厥冷《けつれい》」、「寒疝《かんせん》」という言葉が記載されている。手足厥冷とは手足が冷えることで、寒疝とは冷えによって痛みが生じることをいう。冷えという状態が健康にとってよくないことを、昔の人は身をもって経験していたのだろう。

新常識1 冷えは体質ではなく、体の症状だった！

そもそも、冷え、あるいは冷え症とはどういうものなのか。ここで一度、おさらいしておこう。漢方薬や鍼灸《しんきゅう》を用いた治療で、女性の健康問題に取り組む麻布ミューズクリニック院長の渡辺賀子《かこ》医師は、こう話す。

「冷えとは体温の高さに関係なく、体の一部または全身が冷えて不快と感じる状態をいいます。最近は体の不調、症状の一つとみなされ、積極的に対策を取るようになっています」

冷えと健康の関係について、渡辺医師が行ったアンケート調査では、こんなことが分かった。

■20代、30代の年齢が若い人では、冷えがある人のほうが頭重《ずじゅう》感（頭が重い感じ）やめまい、立ちくらみが出やすかった

■更年期前後の年代では、冷えのある人のほうが多汗、ほてり、イライラといった症状が出やすかった

冷え症

冷え症というと「手足が冷たい」というイメージがあるが、「腰やおなかに氷が当たっているような感じがする」「手足は冷えるけれど顔はほてる」といった状態も立派な冷え症。少し前までは、「冷えは体質的なもの」と捉えていることが多かった。

更年期

一般的に「閉経の5年前から5年後が更年期」と定義されているが、卵巣機能がここまで低下したときが更年期、というような科学的な定義はない。日本人の平均的な閉経年齢は50歳前後なので、45歳から55歳ぐらいまでが更年期にあたることが多い。

■更年期以降では、冷えのある人のほうが疲労感や腰痛が出やすかった

さらに、全年代では、冷えと体力の低下、疲労感との間に深い関係があることが分かった。冷えというと血行不良というイメージがあるが、実際のところ、冷えは身体面や精神面にも影響を及ぼしている。まさに「冷えは万病のもと」だったのである。

新常識2 冷えは「熱を作る部分」と「熱を配る部分」の問題で生じる

では、どうして冷え症という状態になってしまうのだろうか。渡辺医師は、「**熱を作る部分**」と「**熱を配る部分**」という2つの問題を挙げた。

「まず熱を作る部分の問題ですが、私たちは生きていくために必要なエネルギーを食べものから得ています。ところが、なかには何らかの理由で食事量が少なかったり、食べものが効率よく消化、吸収できなかったりする方がいて、そういう方は冷えやすいといえます。甲状腺機能低下症という病気でも、代謝に問題が生じて食べものをエネルギーに変えにくくなるので、冷えを訴える方が多いのです」（渡辺医師）

もう一つ「熱を配る部分の問題」は、熱を配る血液の循環が悪かったり、体温調節機能がうまくはたらかなかったりするために、冷えが生じるというもの。こうした状態は生活習慣の問題などで起きることもあれば、動脈硬化や手術（帝王切開や虫垂《ちゅうすい》炎《えん》、子宮筋腫など）時の傷の癒着《ゆちゃく》、心機能の低下、膠原病《こうげんびょう》などによる血行障害によって起きることもある。

新常識3 「冷え症＝やせ型」ではない 意外と多い「ぽっちゃり型冷え」

一般に冷え症というと、やせ型で弱々しい女性がなりやすいとされるが、渡辺医師は「更年期以降になると、ぽっちゃり型で冷えている人も意外と多い」と話す。

「とくに、『若いころはやせていたけれど、

甲状腺機能低下症
甲状腺は首の前側にある器官で、全身のエネルギー利用を促す甲状腺ホルモンを分泌する。この甲状腺に何らかの問題が生じて機能が低下したのが甲状腺機能低下症。ホルモン分泌量が不十分となるため、疲れやむくみなどの症状が出る。女性に多い病気。

手術時の傷の癒着
開腹手術をすると、治療をした組織とその周囲の組織とが治っていく過程でくっつく（癒着）ことがある。そのような場合に、血行不良が起こりやすい。

膠原病
関節や血管、器官などにある結合組織に生じる病気の総称。関節リウマチ（94ページ参照）、全身性エリテマトーデス、強皮症などがある。自分の組織を異物と見なして攻撃してしまうため、関節炎などさまざまな問題が起こる。

今はぽっちゃり』という女性に冷え傾向があります。そういう方に共通しているのは、ズバリ『筋肉不足』です」（渡辺医師）

食べものから得たエネルギーを熱に変える主な場が筋肉だ。つまり、筋肉が少ない人ほど熱を作りにくく、冷えやすいといえる。男性より女性に冷え症が多いのは、筋肉量が平均で1割ほど少ないことも一因となっている。

人間、誰でも年とともに新陳代謝が低下し、食べものをエネルギーに変えにくくなるため太りやすくなるが、筋肉がしっかりついていればエネルギーを熱に変えられるので、太りにくい。逆にいえば、**もともと筋肉不足で熱を作りにくい人が、若いころと同じような食事を続けていれば、カロリーオーバーとなり、脂肪は蓄積していってしまう。その結果、「ぽっちゃり型冷え」が生じるわけだ。**

ただ、脂肪がついていることが必ずしも悪いことではないと渡辺医師はいう。

「脂肪は発泡スチロールのように断熱材の役割をして、体温の低下を防ぎます。脂肪のつきすぎは健康上問題ですが、少なすぎるのも体にとってよくありません」

脂肪の量より、筋肉のありなしを重視す

イラスト　スクワットの方法

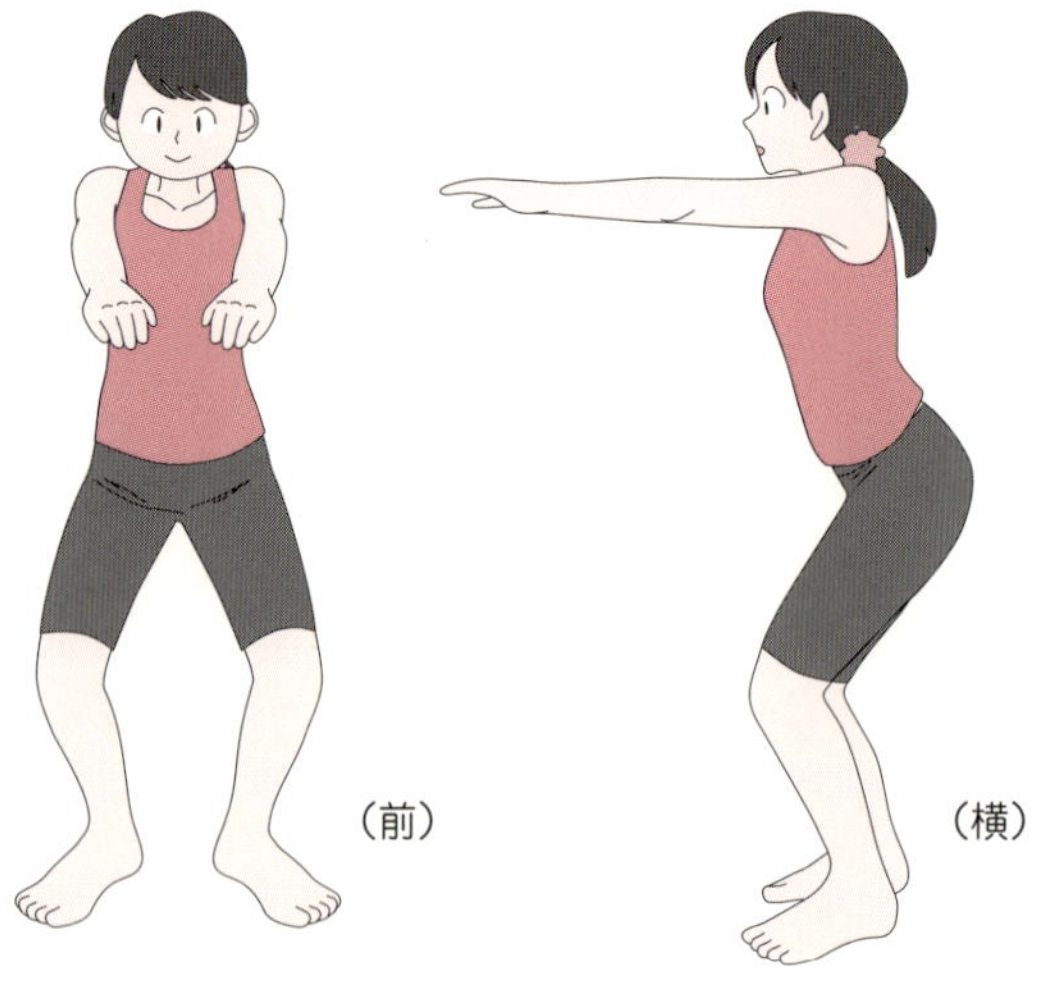

①肩幅に開いた足をがにまたに開き、背筋を伸ばす。両腕を前に伸ばす

②ひざとつま先が同じ方向に曲がることを確認しながら、3秒かけてイスに座るようにひざを曲げ、1秒間姿勢を保持する

③3秒かけて元の姿勢に戻す

＊ひざがつま先より前に出ないようにする
＊下を向かないようにする

る! これが渡辺医師の考える根本的で新しい冷え対策なのである。

では、筋肉をつけるためにどうすればいいか。答えは簡単である。筋力トレーニング（筋トレ）をすればいいのだ。健康維持のための運動というと、ウォーキングや水泳などの有酸素運動を思い浮かべるが、そこに筋トレをプラスすれば申し分ない。

筋トレの中でもとくに渡辺医師が勧めているのは、スクワット（イラスト参照）や腹筋など。太ももの筋肉や腹筋など、大きな筋肉を鍛えるのがよいのだという。

新常識4 「心の冷え」は体温調節機能を鈍くする

冷え症のもう一つの原因「熱を配る部分の問題」は、ストレスによって起こることも少なくない。ストレスを受けると、自律神経のバランスが乱れる。自律神経は血圧や血管の収縮などにより、体温調節を行っているので、そこに問題が生じると、外気温に合わせた体温調節機能が鈍くなるため、冷えが起きてしまうというわけだ。

渡辺医師によると、こうしたストレスによる「心の冷え」を持っている人が、最近増えているという。

「外来で『冷えに効くとされることは片っ端からやっているけれど、温まらない』と話される方、触らせていただくと緊張で体がガチガチに硬くなっている方、そういう人はまさに『心の冷え』に取り込まれてしまっていると考えられます。とてもまじめで、冷え対策に真剣に取り組んでいらっしゃる方に多いですね」（渡辺医師）

実は、このような心の冷えに取り込まれてしまっている人は、通常の冷え対策——体を冷やす食べもの、飲みものをとらない、お風呂に入って体を温める、体を締めつける下着を着ない、冷房が効いている部屋ではひざ掛けをするといった工夫をいくら続けても、なかなか冷えは治らない。

そんな人に対し渡辺医師は「過度の冷え

自律神経

体の機能を調整する、自分の意思とは関係なく作用する神経。交感神経と副交感神経とがあり、両者はシーソーのようにバランスをとっている。前者は体を活発に動かすときに優位になり、後者は体を休めて体力を回復させるときに優位になる。

食事

体を冷やす食べもの、温める食べものというのがある。ニンニクやトウガラシなどの香辛料、ネギなどは体を温める食材だが、胃腸に負担がかかることがあるので、とりすぎには注意したい。ショウガは体を温める上、健胃生薬としても用いられているので、胃腸の弱い人にもよい。

ただ、こうした食材を適度に取り入れることは大切だが、食事は栄養バランスが大事。個々の食材にこだわりすぎることなく、いろいろなものをとったほうがいい。ちなみに渡辺医師は、野菜やタンパク質（魚介類や豆腐、肉など）がしっかりとれる鍋ものを勧めている。

対策は逆効果。香りでも音楽でも食事でもいいから、自分の心地よいと思うことをして、リラックスするように」と行動療法ともいえるアドバイスをしている。

新常識5 どうしても治らないがんこな冷えには漢方！

「さらに冷え症はその人の感覚的な問題が大きいので、西洋薬で治すことは難しいのですが、漢方薬には冷えに有効なものがいくつもあります」（渡辺医師）

冷え症に用いられる漢方薬といえば当帰《とうき》四逆加呉茱萸生姜湯《しぎゃくかごしゅゆしょうきょうとう》が代表的なものだが、漢方に詳しい医師であれば、それだけではなく、真武湯《しんぶとう》や当帰芍薬散《とうきしゃくやくさん》、当帰建中湯《とうきけんちゅうとう》、五積散《ごしゃくさん》というように、多様な漢方薬を処方して、治療にあたる（表参照）。漢方の場合、西洋薬のように病名によって使う薬が決まるというよりも、むしろその人の症状や体質（証《しょう》）や原因などを考慮し、必要な漢方薬が処方されることが多い。

「漢方薬は長く飲み続けなければ効かないものではなく、即効性のあるものもあります。例えば風邪を引いたときに用いる葛根《かっこん》湯《とう》などを、冷えや冷えに伴う体調不良を解消させるために、ピンポイントで飲んでいただくこともあります」（渡辺医師）

表　冷え症に対するフローチャート

【虚証】胃腸が弱く病気への抵抗力・体力がない	顔色が悪い、疲れやすい、下腹部痛、頭痛、月経痛	当帰四逆加呉茱萸生姜湯
	手足のほてり、月経不順	温経湯《うんけいとう》
	下腹部痛、頭痛、めまい、疲れやすい	当帰芍薬散
	めまい、フラフラする、下痢、腹痛	真武湯
【中間証】普通	冷えのぼせ（下半身は冷え、上半身はのぼせる）、肩こり、便秘	加味逍遙散《かみしょうようさん》
	冷えのぼせ	五積散
	のぼせ、肩こり、下腹部痛	桂枝茯苓丸《けいしぶくりょうがん》
【実証】胃腸が丈夫で病気への抵抗力・体力が比較的ある	便秘、のぼせ、肩こり、不安感、不眠	桃核承気湯《とうかくじょうきとう》

（矢内原巧・花輪壽彦・渡辺賀子『からだにやさしい医療　女性の健康と漢方治療』1998、p.11 APOGEE）

行動療法
精神療法の一つ。誤った行動を少しずつ修正していくことで、その背後にある根本的な問題の解決を試みる。

COLUMN

冷え症とは違う?
「低体温」とはこんな状態

最近、冷え症と同じくらいよく聞く言葉に「低体温」がある。両者の違いは何だろうか。

渡辺医師によると、低体温症とは「体温が35度以下になること」だという。

「私たち人間の深部体温(直腸の温度)は、37度台に保たれています。それは、内臓の活動に必要な酵素のはたらきがもっとも活発になるのがこの温度だからです。この深部体温が35度以下になった状態が『低体温症』です。冷え症は体温ではなく、自覚症状を重視するので、そこが大きく違っています」

本来の意味の低体温症は、冬山など極寒の地や冷たい水の中で体温を奪われたりしたとき、あるいは比較的温暖な気候でも、酩酊《めいてい》状態や脳血管障害など意識のない状態で冷たい路面などに横たわっているときに生じるもので、体温が下がることで心臓や血管、呼吸、神経、脳などさまざまな機能がマヒし、命にかかわることもある。

これに対し、最近使われている「低体温」は、本来の低体温症の意味より広く、深部体温ではなく、体温計で測った表面の体温を重視しているのが特徴だ。

しかし、自分は低体温で平熱が35度ぐらいしかないと思っている人でも、実は36度ぐらいあることが多い。渡辺医師は冷え症で低体温を訴える患者100人あまりに正しい方法で体温計を使ってもらったことがある。その結果、本当に35度台だったのは2〜3人で、残りは36度台だった。

「市販されているほとんどの電子体温計が実測値ではなく、予測値で出るようになっています。冷え症の方は表面温度が低い場合が多く、予測値では本来の体温より低い値が出やすく低体温と誤解しやすいのです。自分の正しい体温を知ることはとても大事です。ピッと鳴ったあとも数分、そのまま測り続けると実測値が出るように設定されているものが多いので、ぜひ試してみてください」(渡辺医師)

ワキでの正しい検温方法

ワキのくぼみの中央に体温計の先端をあてる。ワキが密閉されるようにしっかりと閉じ、体温計が上半身に対し30度くらいになるようにして、もう一方の手で軽く押さえる

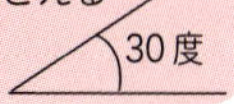

↓

水銀体温計や実測式の体温計は10分以上、予測式なら電子音が鳴るまで(約20秒)じっとしている

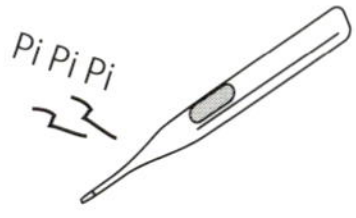

point

- 飲食後や入浴後、運動後、外出後の30分間は検温に適さないので避ける
- 検温中はじっとしているのが基本
- 測定時間は体温計によって違う。予測式でも実測検温ができる場合は10分以上かける

(テルモ体温研究所サイトより)

「洗いっぱなし」が究極のアンチエイジング

テレビや女性誌、インターネットなどにあふれている数多くの美容情報。ここまで多いと、いったい何が正しくて、何が間違っているか、分からなくなってしまう。

そこで、日本初のアンチエイジング専門施設である北里研究所病院美容医学センター、センター長の佐藤英明医師に美容外科の正しい診療の受け方も含め、話を聞いた。佐藤医師の口からは女性誌などでは決して語られることができない、目から鱗のスキンケアのやり方が飛び出した――。

新常識1 意外と多い洗顔料による肌のトラブル

「当センターに美容、なかでも肌の悩みで来られる方に対しては、まず初めにメイククレンジング、洗顔料などの使用をできるだけ控えてもらっています」（佐藤医師）

クレンジングや洗顔料をやめるとは、まさに驚きだ。話は続く。

「それは界面活性剤や防腐剤といった化学薬品が入っているものが多いからです。封を開けて1年以上も腐らない。そういうものを直《じか》に肌につけるのは、やはり問題だと思います。実際、こうした化学薬品によって皮膚にアレルギー反応が起こって、肌が荒れ、赤みが出ることが少なくないのです。このアドバイスを守っていただくだけで、1ヵ月後には肌の状態がよくなります。『よくなる』というのは、赤みやくすみがとれ、肌本来の状態に戻るという意味です」

また、「角栓」と呼ばれる毛穴の汚れなどを落とすとされるスクラブ、ゴマージュなども、控えたほうがいいという。

界面活性剤
混ざり合わない物質どうしを混ざるようにする、浸透しにくいものを浸透させやすくする、泡立てるなどの作用をする化学物質で、洗顔石けん、歯磨き剤、食器用洗剤、ボディーシャンプー、シャンプー、リンス、洗濯用石けん、柔軟剤などさまざまな日用品に含まれている。

アレルギー反応
私たちの体には、細菌や化学物質など、体の中に侵入した花粉などの異物や有害物質を排除して、体を守る免疫システムがある。この免疫システムが作動することで起こるさまざまな反応を、アレルギー反応という。その人の体質などにもよるが、化学薬品のなかにはアレルギー反応を起こすものがあり、薬品がついたところの皮膚が荒れたり、赤みやかぶれ、かゆみが出たりすることがある。

クレンジングも洗顔料も使わずに、どうやってメイクや1日の汚れを落とせばいいの？　そんな声も聞こえてきそうだが、佐藤医師は、イラスト1のような簡単、シンプル洗顔を患者に勧めている。

「こういう話をすると、患者さんから、メイクについて『してはいけないのか』などと聞かれます。理想をいえば、メイクはしないほうがよいのですが、女性の場合はそうもいきませんよね。ですから、メイクをする場合は、落としやすいパウダーファンデーションを使ったり、アイメイクやリップメイクなどのポイントメイクだけに、とお話ししています」（佐藤医師）

ちなみに、メイクをしたときは、**添加物が入っていない「純石けん」を使ってメイクを落とすとよいそうだ。**

新常識2 理想的なスキンケアは何もしない「スーパーナチュラル」だった

さらに洗顔と同様、スキンケアも基本的には何もしない（化粧水や乳液をつけない）ことが一番だというのが、佐藤医師の意見。

なぜなら、洗顔して何もついていない無防備な肌に、添加物が入った化粧水や乳液をつけることで、前述したアレルギーによるトラブルが起こる可能性があるためだ。

「洗顔後は何かつけないと落ちつかない、不安だという女性の心理は分かります。た

イラスト1 シンプル洗顔の方法

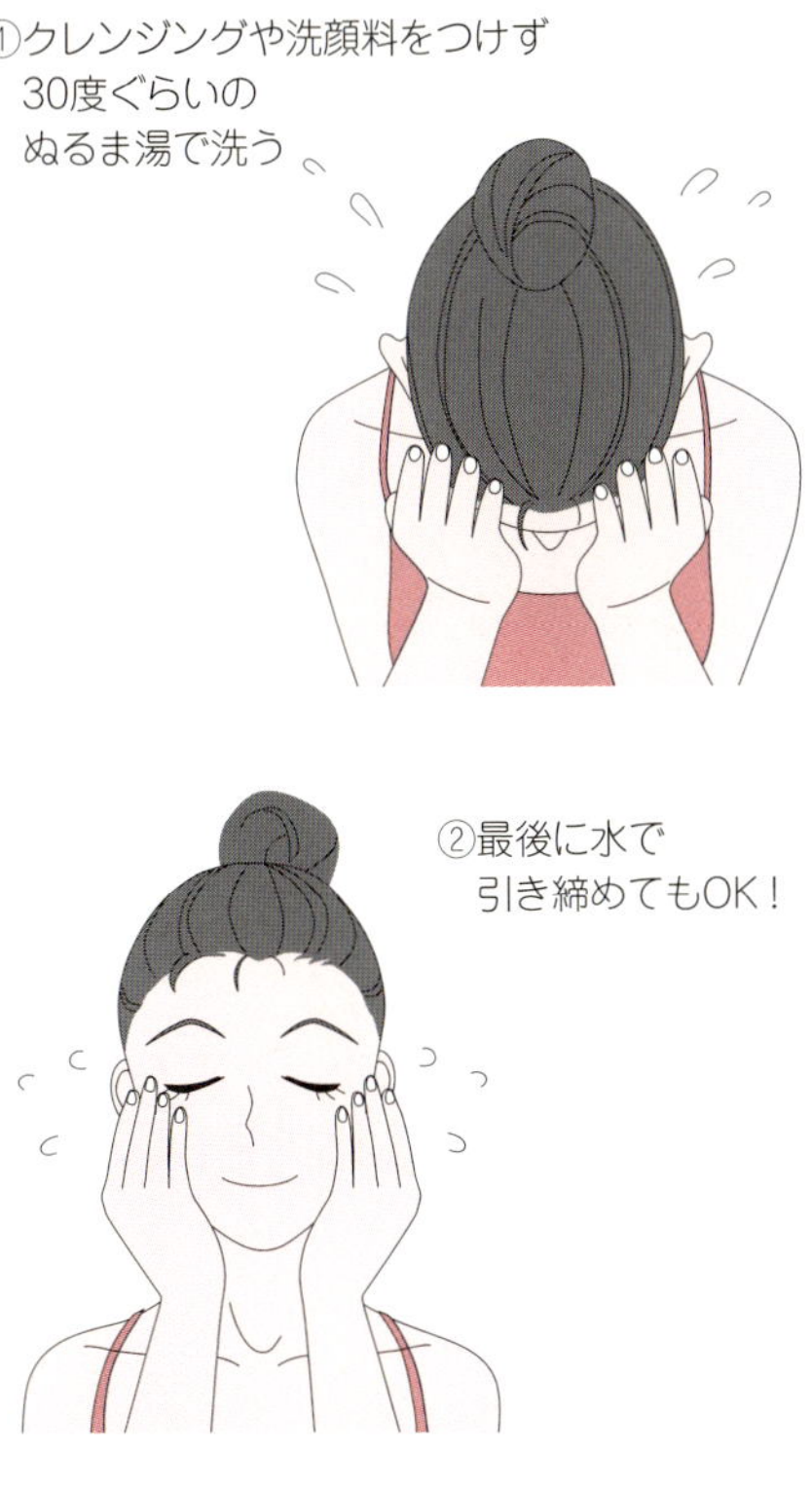
①クレンジングや洗顔料をつけず
30度ぐらいの
ぬるま湯で洗う
②最後に水で
引き締めてもOK！

添加物
製品を作る際に添加する保存料や香料などの物質の総称。化粧品については、現在、厚生労働省によって、全成分を表示することが定められている。

だ、本来、肌そのものがバリア機能を持っているわけですから、その力を引き出してあげることが大切なのです。そのためにはやはり『余計なものはいっさいつけない』ことがよいのです」（佐藤医師）

実際に試してみれば分かるそうだが、洗顔した後30分ぐらいそのままにしていると、肌の表面がだんだんしっとりしてくる。これは肌から「天然のクリーム」である皮脂が出て、バリア機能を果たす皮脂膜を作るからだ。まさにスーパーナチュラル。

「このところ肌の潤い、保湿が重視されていますが、保湿成分をつけ続けていると、肌の機能はだんだん低下していきます。その結果、乾燥が進んでしまい、さらに保湿が必要になってきます。肌のことを考えるのであれば、この悪循環をどこかで断ち切る勇気も必要かもしれません」（佐藤医師）

最初は肌の機能が低下しているので、保湿をやめると当然、乾燥して、カサカサしてくる。そのままにしていてもいいが、どうしても何か塗りたいときは、洗顔後20～30分して、皮脂の代わりとなるワセリンなどを目の周りや口元など乾燥して粉を吹きやすいところに薄く塗る。大切なのは、ワセリンをいつもつけるのではなく、肌の状態がとくに悪い部分があったときのみ塗るということ。これによって保湿成分が保たれて、乾燥を防ぐことができる。

「一般的には、更年期以降は女性ホルモンの減少に伴って皮脂も減り、閉経すると10分の1ぐらいになるといわれています。皮脂がしっかりと出ているうちに、皮脂の分泌機能を高めておくようにしましょう」

と佐藤医師はアドバイスする。

新常識3 皮脂は天然の保湿剤 洗いすぎにご注意

必要以上の洗顔、保湿を必要としない佐藤流スキンケア。その根本は「皮脂や角質の機能を生かす」ところにある。

私たち人間の肌、つまり表皮は、わずか

ワセリン
石油から得られる白色または黄色みを帯びた色をしたゼリー状の物質。中性で、軟膏や化粧品のベースとなる素材（基剤）などとして使われている。白色ワセリンは薬局などで市販されている。

更年期
14ページ脚注参照。

イラスト2　皮膚の構造

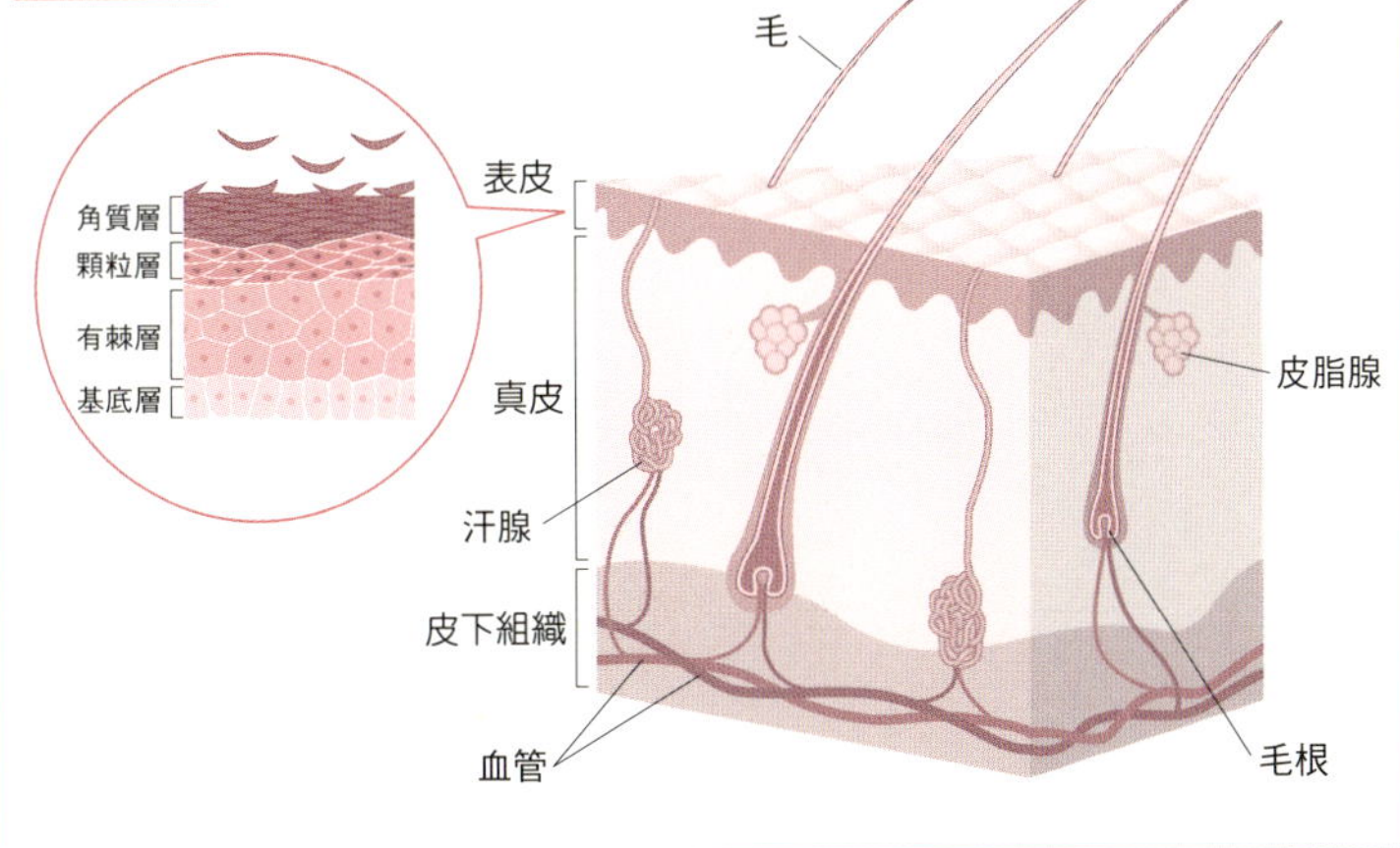

0・07～2㎜ほどの厚さで、角質層、顆《か》粒層《りゅうそう》、有棘層《ゆうきょくそう》、基底層に分かれている（イラスト2参照）。もっとも外側にある角質層は、健康な状態であれば10～20％の水分を含んでいて、肌の潤いを保ったり、細菌やホコリなど異物の外部からの侵入を防いだりする。

「本来は、肌のターンオーバー（新陳代謝）によって、内側から新しい角質ができ、古くなった角質ははがれていきます。レンガを積み上げたような状態をイメージしていただければ分かりやすいのですが、角質層の底に1枚新しい層ができたら、一番上の層がはがれるというのが本来の姿。それが、過剰に洗顔して必要な角質まで失ってしまっています。そうなると、水分が蒸発して乾燥し、肌が荒れてキメが粗くなるだけでなく、異物が入りやすいのです」（佐藤医師）

皮脂についても同様だ。皮脂は皮脂腺から絶えず分泌され、汗と混ざり合って肌の表面を覆い、天然のクリームとして肌に潤いを与える。ところが、洗顔が過ぎると皮脂がなくなり、乾燥が進んでしまう。

結局、こうしたことが、肌のトラブルに

美容医療

病気を改善するのではなく、美容を目的に行う医療行為のこと。健康保険が使えないため、自費診療となる。内科、婦人科、小児科と同じように、美容外科という標榜《ひょうぼう》が国内で使えるようになったのは1978年。シミやホクロを取るレーザー、一重まぶたを二重にしたり、眼瞼《がんけん》下垂《かすい》（後述）を治したりする医療、メスで皮膚を一部切開してたるんだ部分を引き上げるフェイスリフト、脂肪吸引、豊胸などさまざまなものがある。

眼瞼下垂

上まぶたが垂れ下がってきて、目が開けられなくなる状態。視野が狭まり、頭痛や肩こり、疲労、不眠症など、さまざまな症状をもたらす。原因にはいろいろあるが、加齢によって起こることも少なくない。

つながるというわけだ。

新常識4 美容外科治療はバランスが大事!

美容医療の注意点についても聞いた。

「美容医療を受けるのは、これまで説明してきたようなシンプルスキンケアをして、本来の肌を取り戻してからでも遅くないと思います」（佐藤医師）

美容医療を受ける際のポイントとして、「目的を絞る」と「過度な要求をしない」という2点を挙げる。

「最近は、『とにかく美容医療で若くなりたい』と希望される方が増えていますが、気になるところがはっきりしないと、治療効果が分からないので、あまりお勧めできません。今の美容医療をもってすれば、かなり若返らせることはできます。しかし、年齢は顔だけの問題ではありません。その方の年齢というのは、姿勢や歩き方、首や手、歯、歯ぐきの状態など、さまざまな要素をもとに決まってきます。過度な顔の若返りはかえって違和感が出てしまい、期待どおりにはならないのです」（佐藤医師）

また、セカンドオピニオンではないが、いくつかの施設をまわって、意見を聞くことも大事だ。どんなにていねいに説明されても、その日のうちに美容医療を受けることは避けたほうがいい。

「美容外科医といっても、専門が皮膚科だったり、内科だったり、眼科だったり、さまざまです。メスを使った手術を受けたい場合は、少なくとも形成外科医として手術の経験のある医師がよいでしょう。安易に美容医療を受けるのではなく、信用できる医師のもとで、受けてほしいと思います」（佐藤医師）

新常識5 シャンプーやトリートメントが原因のトラブルあり

年齢を重ねると、気になるのは肌だけではない。髪も薄くなったり、コシがなくな

髪の周期（ヘアサイクル）

髪の毛はつねに生え替わっている。これをヘアサイクルといい、成長期、退行期、休止期の3段階がある。頭髪の場合、人にもよるが、細胞分裂を繰り返す成長期は2〜6年、成長が終わって、髪が萎縮《いしゅく》する退行期は2週間あまり。脱毛する休止期は3〜4ヵ月だといわれる。一本一本のヘアサイクルが違うため、頭皮が健康であれば、髪がいっきに抜け落ちてなくなったり、急に生えてきたりすることはなく、つねに一定量の髪が生えている。

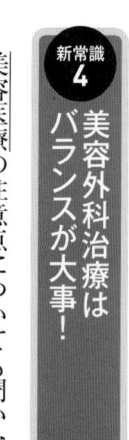

ったりで、気になっている人は多いのではないだろうか。

佐藤医師によると、ヘアケアでも基本は「シャンプー、リンス、トリートメントなどを使わない、シンプルケア」だという。とくにシャンプーは、メイククレンジングと同じくらい強い作用のある界面活性剤が用いられているので、控えたほうがいい。どうしても使いたい人は、薄めて使うか、使う回数を減らすことだ。ヘアケアのポイントは、イラスト3のとおり。

「スキンケアより時間はかかりますが、この方法を続けていくと、やがて抜け毛が減り、太い毛が生えてきます。髪がべたついたり、パサパサしたりしないかと心配される方もいます。これについて、当科のスタッフもこのヘアケアを実践していますが、『まったく気にならない』とのことです。思いきってシャンプーやトリートメントをやめたことで、頭皮のトラブルも解消できるケースもあります」（佐藤医師）

イラスト3 シンプルヘアケアの方法

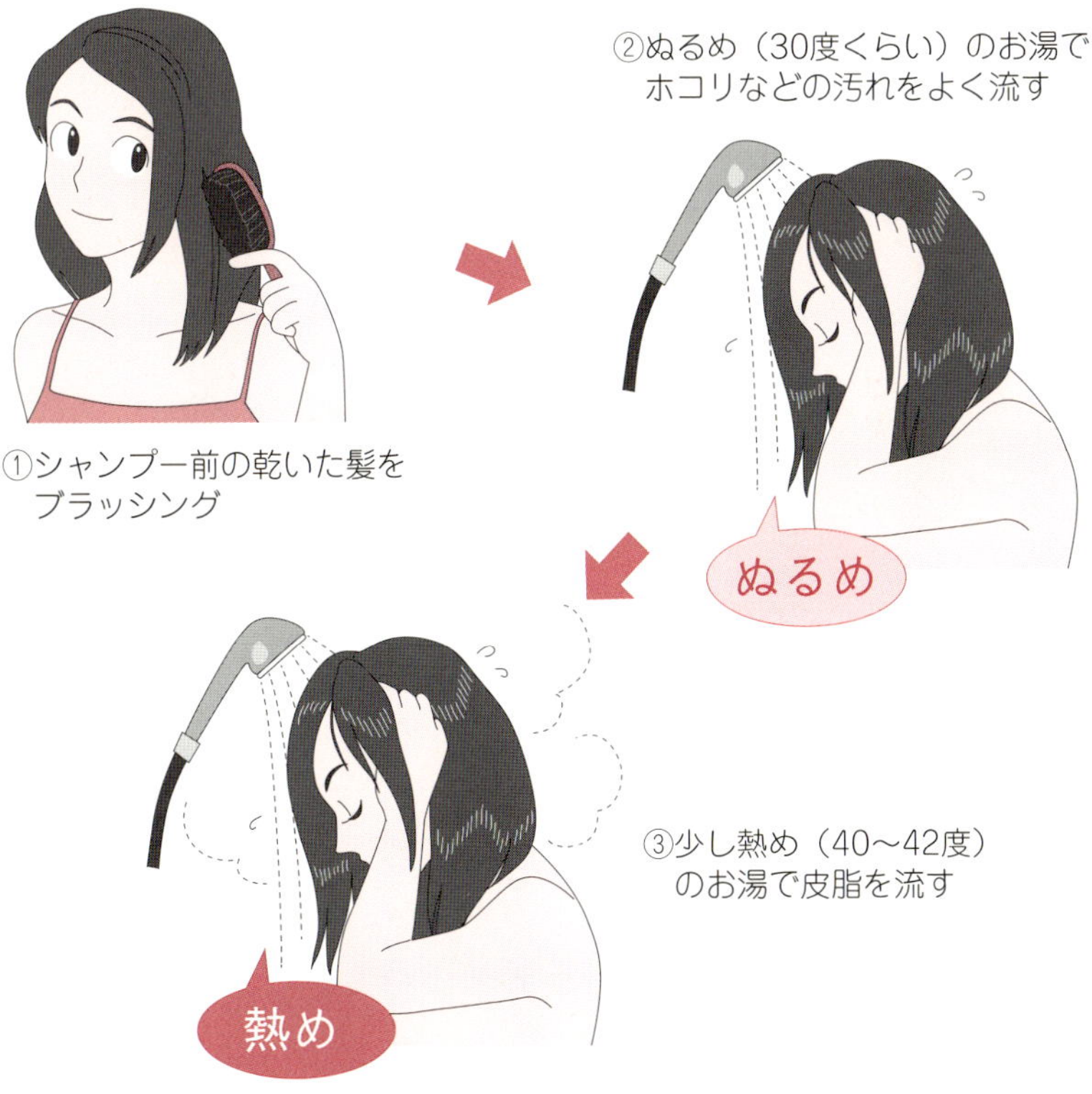
①シャンプー前の乾いた髪をブラッシング
②ぬるめ（30度くらい）のお湯でホコリなどの汚れをよく流す
ぬるめ
③少し熱め（40〜42度）のお湯で皮脂を流す
熱め

COLUMN

日焼けの害と日焼け止めの害 どちらが問題なのか

美容に興味のある人でも、そうでない人でもすでに常識となっているのが、「紫外線の害」だろう。

紫外線とは地上に届く太陽光線のうち、波長が400nm《ナノメートル》以下のものをいう。紫外線はさらにその波長によって、UVA、UVB、UVCに分かれる。このうち地上に到達するのはUVAとUVBだ。

紫外線が美容面でよくないのは、肌の細胞が傷ついて、シミのもとであるメラニン色素を作り、肌のハリや弾力をもたらすコラーゲンを破壊するからだ。紫外線に当たることで起こるシミやシワ、たるみなどのいわゆる「光老化」は、紫外線を浴びた時間と紫外線の強さに比例するといわれている。

「ただ、時代に逆行するようですが、紫外線対策とばかり、強い日焼け止めを毎日塗っているとしたら、それは問題です。日焼け止めを常用していて、肌トラブルを生じる方も多いのです」

と佐藤医師（本文に登場）はいう。

理由は紫外線をカットする作用のある成分のなかに、肌に吸収されると接触皮膚炎を起こす可能性があるものが含まれているからだ。また、日焼け止めは肌に塗ると落としにくいものが多いため、洗い残しによる肌トラブルも少なくない。

「アウトドアでスポーツをする、海水浴をするといったときは、日焼け止めは必要ですが、日常的には、別の方法で紫外線をカットしたほうが、肌にとってはよいのです（イラスト参照）。また、日焼け止めを塗ったときは日焼け止めも落とせるクレンジングで、洗い残しがないようにしっかりと洗ってください」（佐藤医師）

化粧下地や化粧水にも日焼け止め成分が入っている昨今。知らないうちに日焼け止めの重ね塗りをしていた、という可能性も。日焼け止めの害を最小限にするためにも、一度、手持ちのスキンケア用品をチェックしてみるといいかもしれない。

イラスト　日焼け止めに頼らない日焼け防止対策

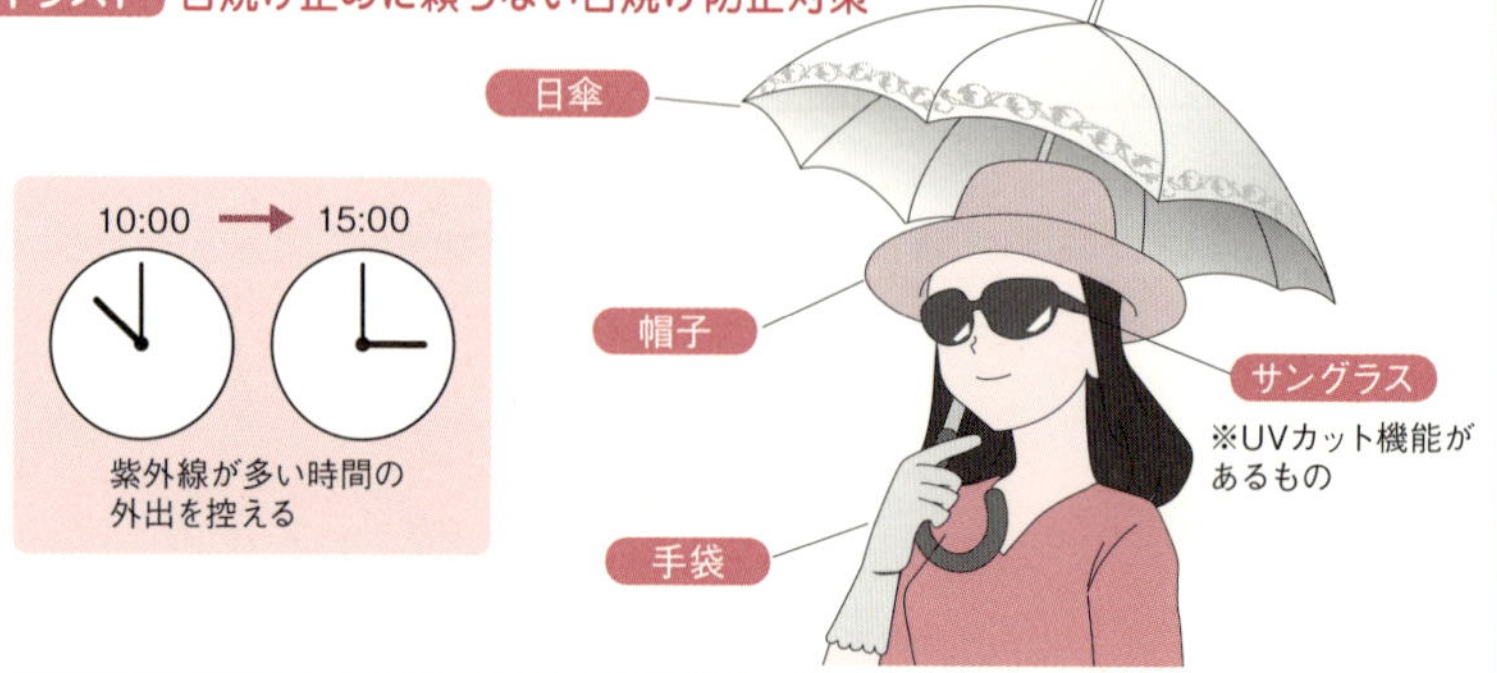
日傘
10:00
15:00
紫外線が多い時間の外出を控える
帽子
サングラス
※UVカット機能があるもの
手袋

COLUMN

日光浴でがん予防？「太陽のビタミン」の効用とは

皮膚がんの一因として知られ、今やなるべくしないほうがいいというのが常識となっている日光浴。ところが、日光に含まれる紫外線を浴びることにより体内で合成されるビタミンD、通称「太陽のビタミン」が、さまざまながんの予防に役立つことが相次いで報告されている。

ビタミンDは脂溶性ビタミンの一つで、体内で活性化されることで、血液中でカルシウムの骨への運搬をサポートしたり、骨への沈着を促したりする。ビタミンDが不足すると、骨粗しょう症（カルシウムの減少に伴い、骨密度が低下し、骨がもろくなる病気。更年期以降の女性に多い）になったり、むし歯ができやすくなったりする。そのため、これまでは骨の健康という部分で、注目されていたビタミンだった。

ビタミンDのがん予防については、２００８年の米国臨床腫瘍学会（ＡＳＣＯ）で、「乳がんと診断された人の3分の1が、ビタミンDの欠乏だった」と報告されたほか、ハーバード大学などの共同研究でも、「米国で推奨されているビタミンDの摂取量（４００ＩＵ。およそ10μg《マイクログラム》）を摂取していると、膵臓《すいぞう》がんのリスクが43%下がる」という内容が報告されている。

大腸がんについても、米国国立がん研究所（ＮＣＩ）が実施した研究で、ビタミンDの値が高い人は、値が低い人と比べて結腸がん（大腸がんの一種）で死亡する確率が4分の1だったことも明らかになった。日本の国立がん研究センターもデータ不十分としつつも、ビタミンDには大腸がんのリスクを下げる可能性があるとしている。

ビタミンDには、皮膚に存在するある種のコレステロールがＵＶＢという紫外線によってビタミンDに変わるルートと、食べものから摂取されるルートがある。

日本人に必要なビタミンDの1日目安量は、成人の男女では5・5μg（日本人の食事摂取基準２０１０年版）で、上限は50μg。ビタミンDは日焼け止めを塗らない状態で日常生活を送るだけで1日に必要な量の半分は確保できるとされている。

美容に気を配るなら、顔はなるべく紫外線を浴びないようにし、手足は太陽の日差しを浴びる、という方法もありだろう。ビタミンDが多いサケやカツオ、ウナギといった魚類、タマゴ、キノコ類（表参照）を積極的にとるのもよいかもしれない。

表　ビタミンDが多い食べもの

全卵	1.8	あんこうきも	110.0
きくらげ(乾)	435.0	くろかじき	38.0
干ししいたけ	16.8	しろさけ	32.0
ほんしめじ	4.0	にしん	22.0
かつお塩辛	120.0	うなぎ	18.0

ビタミンD(μg)/100g
（文部科学省科学技術・学術審議会資源調査分科会報告「日本食品標準成分表 2010」より）

オンナの病気新常識 03 尿トラブル（尿もれ・骨盤臓器脱など）

尿トラブルには骨盤底筋トレーニング！

年齢を重ねるとともに深刻になってくる悩み。それは「トイレの問題」だ。実は、男性と女性とでは、排尿に関係する臓器こそほぼ同じものの、その位置などが大きく異なり、また年とともに起こってくる症状も違ってくる。「男性は出にくく、女性はもれやすく」なる。

平均寿命が86・44歳と過去最高を記録し、昔に比べたらはるかに長生きできるようになった女性。いつまでも楽しくはつらつとした人生を過ごすために、尿もれ、頻尿などの尿トラブル対策をしっかりとっていきたいものだ。

新常識1 女性の体は尿もれが起きやすい

女性の尿もれ経験者はかなり多く、30歳以上の日本人女性の3分の1が尿もれに悩むとされている。

しかし、そもそもなぜ女性に尿トラブルが多いのだろうか。女性泌尿器科専門医で、女性医療の問題に取り組む女性医療クリニックLUNAグループ理事長の関口由紀医師は、その理由についてこう話す。

「女性の尿道は6㎝ぐらいで、20㎝ほどもある男性よりはるかに短い。ホースが短いほど水の通りがよくなるように、女性であるということだけで、すでにもれやすい状態であるといえるのです」

ほかにも、**女性は出産時に、大きな赤ちゃんの頭が産道を通るので、骨盤内の筋肉や靭帯《じんたい》、筋膜が、多かれ少なかれ損傷しており、この損傷によるゆるみも尿もれの大きな原因の一つになっている**という。

平均寿命
厚生労働省「平成21年簡易生命表」より。また、男性の平均寿命は79・59歳で、こちらも過去最高となった。ちなみに昭和22年の平均寿命は女性53・96歳。女性の平均寿命が80代に突入したのは昭和59年。

検査
尿もれの検査には、問診、尿検査内診、ストレステスト（患者に咳《せき》などをしてもらい、腹圧をかけたときに尿がもれるかを調べる検査）、膀胱や子宮、卵巣などを調べる超音波（エコー）検査、尿流測定（どのくらいの速さで排尿されるか調べる）、パッドテスト（尿もれ用のパッドを当て、尿もれの程度を調べる）、ウロダイナミック検査（膀胱の機能を調べる）などがある。

さらに、尿道には収縮して膀胱に溜まっている尿を止めておく機能があるが、閉経して女性ホルモンの分泌が少なくなると、その機能する部分の長さ（機能的尿道長）が短くなり、しっかりと尿を止めておきにくくなる。こうした問題が総合的にはたらいて、出産経験のある年配の女性ほど、もれやすいのだという。

新常識2 尿もれ、急な尿意、頻尿の原因は骨盤底の障害！

ところで、尿もれと一口にいっても、その原因、尿がもれるきっかけ、時間帯、状況などはさまざまだ。また、尿がもれる（尿失禁）だけでなく、トイレが近い（頻尿）、急に尿意に襲われる（尿意切迫感）、トイレに行ったのにまだ尿が残っている感じがする（残尿感）、といった症状もある。

こうした症状や検査などから疑われる病気が分かるわけだが（表参照）、このうち**腹圧性尿失禁、過活動膀胱、慢性骨盤部痛症候群などに共通する一つの原因が「骨盤底の障害」だと、関口医師は指摘する。**

骨盤は子宮や卵巣（男性なら前立腺）などの生殖器や膀胱などの泌尿器、腸を取り囲んで、それらを守っている。その底（骨盤底）には骨盤底筋や靱帯があり、子宮や膀胱が下がってこないように支えている

表　さまざまな尿トラブルと疑われる病気

強い尿意切迫感がある、トイレに行く回数が多い、1回の排尿量が少ない	過活動膀胱
咳やくしゃみをしたとき、重い荷物を持ったときなどに尿がもれる	腹圧性尿失禁
尿道やその周囲の臓器・器官（子宮や膣、会陰部、肛門など）が痛む、トイレが近い	間質性膀胱炎／慢性骨盤部痛症候群
排尿時に痛み、トイレが近い、残尿感がある、尿の濁りや血尿などが急に起こる	急性細菌性膀胱炎
トイレに行けない状況になるとトイレに行きたくなる	心因性頻尿

腹圧性尿失禁
咳やくしゃみをする、走る、階段を下りる、スポーツをするなど、腹部に力を入れたときにもれるタイプ。女性に多い。

過活動膀胱（OAB）
自分の意思と関係なく膀胱が収縮し、頻尿や尿もれを引き起こす病気。とくにガマンできないほど急にトイレに行きたくなる尿意切迫感が代表的な症状。

慢性骨盤部痛症候群
下腹部や恥骨《ちこつ》、尿道、会陰部《えいんぶ》、肛門などが痛くなったり、不快感が現れたりする病気。ストレスがかかるときにとくにひどくなることが多い。

（イラスト1参照）のだが、その骨盤も男女差があって、男性に比べ、女性のほうが横に広くなっており、骨盤底も膣という通り道があるため、男性より開いている。

　女性は男性よりもれやすいということは前述したが、実はそれに追い打ちをかけているのが、この骨盤底の障害なのである。骨盤の筋肉や靱帯がしっかり臓器を支えていてくれれば、尿トラブルは起こりにくいが、加齢による変化や出産時の損傷によるゆるみなどが起こると、子宮や膀胱、尿道が下がって、尿もれ、尿意切迫感、頻尿といった症状が出てくる。

「具体的には、骨盤底筋がゆるむと尿道が閉鎖しにくくなるので、尿がもれやすくなります。また、膀胱の下には神経の末端があるため、膀胱の位置が下がるとちょっと尿が溜まっただけで尿意を感じるようになり、尿意切迫感や頻尿が生じやすいのです」（関口医師）

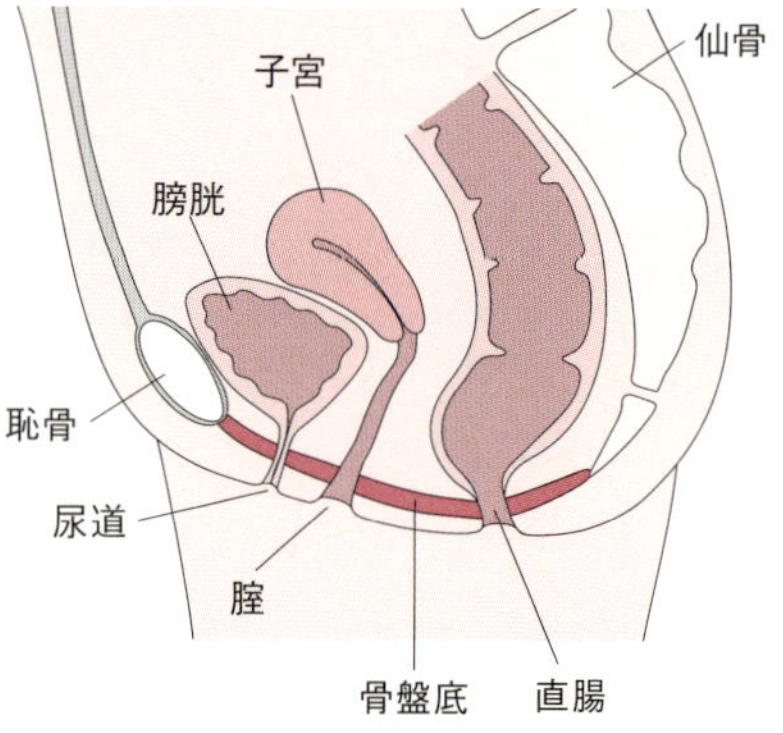

イラスト1 骨盤内のしくみ

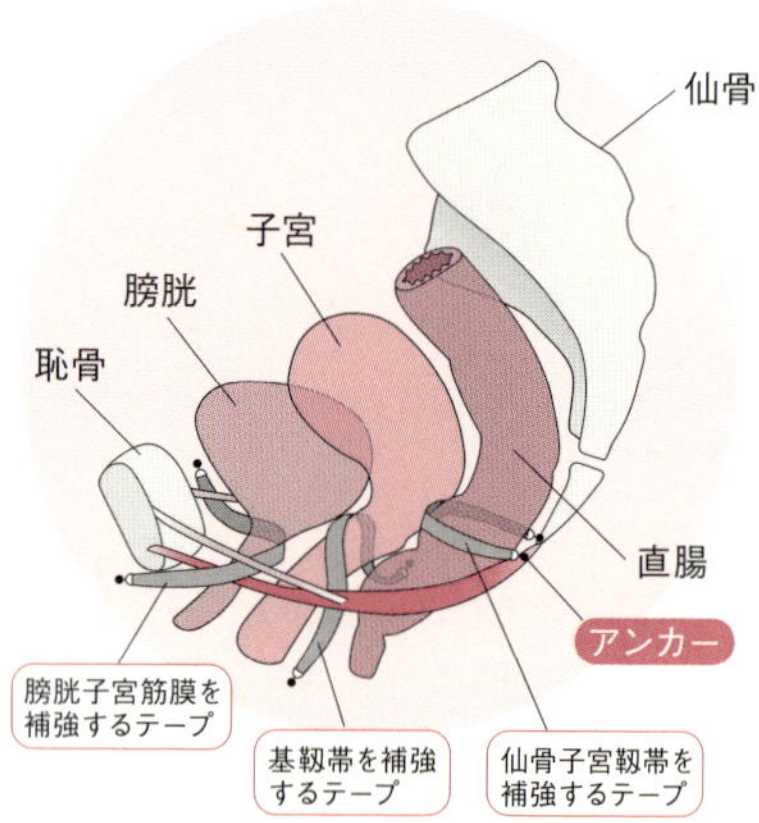

イラスト2 TFS手術の方法

尿意
　膀胱内に尿が溜まってくると、内圧（膀胱内圧）が高まって神経を刺激。尿意を感じるようになる。一般的に尿意をもよおすのは、350㎖程度溜まったときだが、その2倍ぐらいの量まではガマンして溜めておくことができるとされる。
　尿の蓄積や排尿をコントロールしているのが自律神経で、尿を溜めているときは主に交感神経が、排尿時には副交感神経がはたらく。したがって自律神経のバランスが崩れると、頻尿や尿意切迫感などの症状が生じることになる。

新常識3 海外では3人に1人が性器脱という報告もある

日本では正確な調査がされていないが、女性の10人に1人くらいは、加齢に伴い、骨盤内の臓器が重力にしたがって垂れてきたことを実感するようになるという。これが「骨盤臓器脱」あるいは「性器脱」だ。海外では50歳以上の女性の3割が骨盤臓器脱という報告もあるが、高齢化とともに増えているのは間違いない。出てくる臓器は、子宮、膀胱、腸などで、それぞれ子宮脱（子宮下垂《かすい》）、膀胱瘤《りゅう》（膀胱下垂）、直腸瘤と呼ぶこともある。

実はこの骨盤臓器脱も、やはり臓器を支える筋肉や靱帯がゆるむ骨盤底の障害で生じる、と関口医師。

初めのうちは、尿もれや頻尿、尿意切迫感などがあるが、そのうちにピンポン玉を挟んでいるような異物感を覚えるようになる。それがひどくなると、垂れてきた臓器が下着に触れて出血したり、気持ち悪さで歩けなくなったりする。下腹部痛が出ることもあるそうだ。そのため、一般的な尿トラブルよりＱＯＬ（生活の質）が下がりやすく、外出できず、うつ症状などが出てしまう女性もいるという。

骨盤臓器脱は、尿もれよりも高齢で発症するため、人になかなか話せず、治療も受

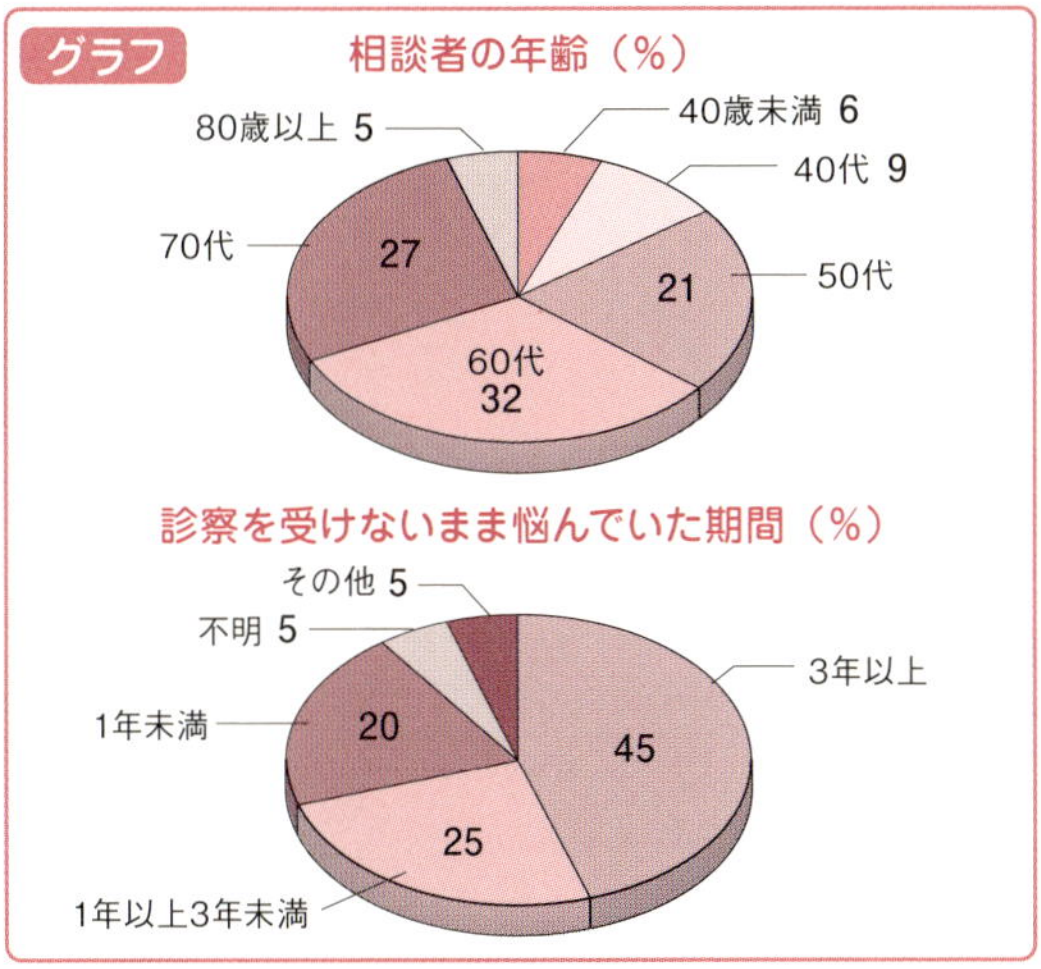

（ひまわり会アンケートより）

ひまわり会

健保連・大阪中央病院でＴＶＴ手術（33ページ参照）を受けて、尿もれを克服した人たちがボランティアで行っている元患者の会。設立は2004年9月で、現在は、尿失禁や骨盤臓器脱に悩む人への電話相談や勉強会、冊子による情報提供などを行っている。同会のホームページ（http://www.geocities.jp/himawarikai2004 0918/）には、お役立ち情報や体験談など、尿もれに悩む人の励みになる内容が掲載されている。

けづらいという側面がある。尿失禁・骨盤臓器脱を克服した元患者の会であるひまわり会が行ったアンケート調査で、治療を受けずに3年以上悩んでいたという人が45％もいることが分かった（グラフ参照）。

新常識4 尿もれはトレーニングで予防することができる！

尿トラブル、骨盤臓器脱に対し、関口医師が勧めているのが、「骨盤底筋トレーニング」（34ページコラム参照）だ。

「このトレーニングにより、**ゆるんだ骨盤底筋を強化できます。腹圧性尿失禁や過活動膀胱はもちろん、軽い骨盤臓器脱、慢性骨盤部痛症候群による性機能障害（35ページコラム参照）にも効果的です。続けていけば、骨盤内の血液循環もよくなって冷えや腰痛なども緩和されますし、お通じも順調になります。排尿や排泄がスムーズになればうつ状態にもなりにくいので、QOLを上げることもできます**」（関口医師）

やり方はコラムを参照してほしいが、ポイントは、おしりの筋肉や腹筋を動かさず、膣まわりと肛門まわりを意識して動かすことだ。骨盤を持ち上げる感じだという。うまくできるようになったら、朝と夜だけでなく、バスや電車に乗っているとき、入浴中、テレビを見ているときなど、日常生活にもこのトレーニングを取り入れたい。

「このトレーニングに30分ほどのウォーキングなどの有酸素運動を組み合わせるのが理想的です。トレーニングは何歳からでもできますので、症状に心当たりがある人はもちろん、とくに症状が出ていなくても、**尿トラブルの予備軍である出産経験者は、いますぐトレーニングを始めたほうがよい**でしょう」（関口医師）

新常識5 最新手術は体への負担が少なく日帰りも可能

骨盤底筋トレーニングをしても、なかなか症状が改善しない。そういう場合は最新

ウォーキングなどの有酸素運動

有酸素運動とは、酸素を取り入れながら行う運動のことで、心臓や血管に対する負担が比較的軽いため、長時間できる。生活習慣病につながる肥満などの解消、健康づくりなどが望める。

ウォーキングは誰でも気軽に実施できる代表的な有酸素運動の一つ。やり方は財団法人健康・体力づくり事業財団のホームページ（http://www.health-net.or.jp/）などに載っているので、参考に。

TVT手術・TOT手術

TVT手術は恥骨尿道靭帯を補強する治療法、TOT手術は「膣ハンモック」という尿道を支える膣の結合組織をテープで補強する手術。いずれも健康保険が適用される。

薬による治療

代表的な薬は次のとおり。カッコ内は製品名

①腹圧性尿失禁

β2刺激薬（スピロペント、アルバプロール、トニールなど）

②頻尿・過活動膀胱

抗コリン薬（バップフォー、

の手術を受けるという方法もある。関口医師によると、「今までのＱＯＬが尿トラブルによって6割ぐらいにまで下がったと感じた」とき、あるいは「手術を受けることにためらいがなくなった」ときが、治療のタイミングだという。

骨盤底の問題が原因で起こる尿トラブル、骨盤臓器脱に対する最新の手術は、ＴＶＴ手術、ＴＯＴ手術、ＴＦＳ手術など。いずれも体に害がなく、なじみやすいポリプロピレンという素材でできたテープで補強する治療法だ。

これらのうち、関口医師が試みているのがＴＦＳ手術（イラスト2参照）だ。尿道の下を1㎝ほど切って専用の針でメッシュテープを入れ、アンカーというビスのようなもので留め、固定する。メッシュテープを入れる場所は、尿道の長さに応じて変える。手術時間は、30分程度。局所麻酔でできるので、原則、日帰り手術だ。

「出血があったり、補強したメッシュの感染などの合併症がわずか（0・5％）にありますが、この手術は何歳でもできるので、かなり高齢な方でも受けられます。ＴＶＴ手術、ＴＯＴ手術は健康保険が適用されますが、ＴＦＳ手術は、２０１０年の時点ではまだ使えません。こうしたメリットとデメリットをよく聞いて、納得した上で手術を受けてください」（関口医師）

尿トラブルの治療は手術のほかに、薬による治療、電気や磁気で神経や筋肉を刺激する治療法、リングペッサリー療法、膀胱トレーニングなどがある。

最後に、尿トラブルのすべてが骨盤底筋の問題で生じるわけではない。細菌感染が疑われるケース、膀胱の粘膜に問題のあるケース、心因的な要素が大きいケースなどもあるので、いずれにしても一度、専門医に診てもらうことは大切だ。また、真っ赤な血尿が出た場合は、膀胱がんが疑われるので、すぐに病院で診てもらった方がいいだろう。

デトルシトール、ベシケア、ウリトス、ステープラ、ポラキスなど）

③間質性膀胱炎

抗ヒスタミン薬（アタラックスなど）、抗アレルギー薬（ＩＰＤなど）、胃炎治療薬（タガメットなど）

この他にも、抗不安薬やα1ブロッカー、女性ホルモン剤、漢方薬などが用いられる。

神経や筋肉への刺激療法

皮膚に専用のパッドを貼って、低周波や電気を流すタイプ、イスに座るだけの磁気療法などがあるが、健康保険が適用されない場合もある。

リングペッサリー療法

ドーナツ状の専用のリングを腟内に入れることで、下から臓器を支える。入れっぱなしにする方法もあるが、衛生面などから関口医師は、朝装着し、夜外す自己着脱法を勧めている。

膀胱トレーニング

「トイレに行きたいと思ったときにガマンする」だけのトレーニング。まずは自分が無理なくできる範囲で始め、だんだんその時間を延ばしていく。

COLUMN

自宅でできる尿もれ対策「骨盤底筋トレーニング」

尿もれ、頻尿など、尿のトラブルはできれば人知れず治したい。そんな人にお勧めなのが、自宅でできる「骨盤底筋トレーニング」だ（イラスト参照）。

本文でも触れたが、尿トラブルの大きな原因となっているのが、骨盤底筋や靭帯のゆるみ。そこで骨盤底筋を意識的に動かして鍛えることで、尿トラブルが解消できる。関口医師（本文に登場）によると、正しい方法でトレーニングをすると、2〜3ヵ月で7割ぐらいの人が尿もれなどの症状に改善が見られるという。

ここで重要なのが、「正しいトレーニング」というところだ。関口医師もそこを強調する。

「肛門や腟の周りを『引き込むように締める』のがポイントです。逆に押し出すように力を入れるクセがついてしまうと、肛門脱や子宮脱などのトラブルが起きる可能性もあります。回数なども重要ですが、まずは正しい方法を身につけることを意識してください」

イラスト　骨盤底筋トレーニングの方法

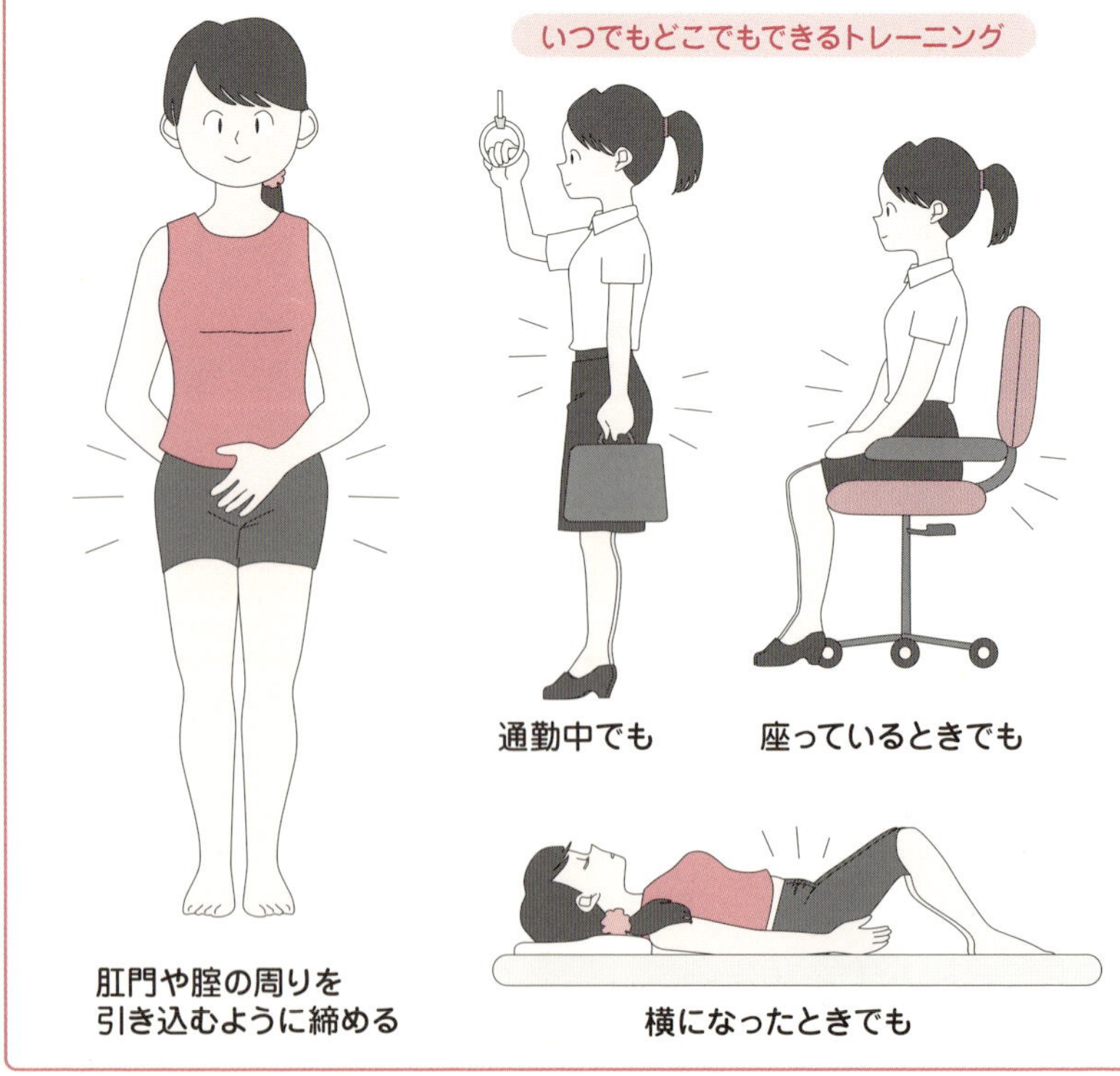

（関口由紀『女性泌尿器科専門医が教える自分で治す！尿トラブル』主婦の友社より　改変）

COLUMN

女性にもある「性機能障害」パートナーとよく話し合って

性機能障害は男性の悩み。そんなイメージを持っている人も多いだろうが、実は女性にも性機能障害がある。

「セックスの問題で受診する女性は増えています。少し前までは『セックスができないので、子どもが作れない』という比較的若い女性の相談が多かったのですが、今は『以前はセックスができたけれど、何かのタイミングでできなくなってしまった』と訴える、40歳以上の女性が目立ちますね」

と話すのは、女性の性機能障害にも詳しい関口医師（本文に登場）。性機能障害の診断については、こう説明する。

「女性の性機能障害としては大きく4つの分類があり、どれか一つでもあてはまれば、性機能障害と診断します（表参照）。複数の分類にあてはまっている場合は、何が最初の原因になっているのか明らかにしていくことが、治療をする上で重要になります」

治療については、性機能障害の治療に積極的である欧米などでは、DHEAのサプリメントやテストステロンといった男性ホルモン剤の少量投与、女性ホルモン（エストロゲン）のクリームや膣剤が、痛みに対しては抗うつ薬が用いられている。また2011年には、米国で、フリバンセリンという性ホルモン系ではない女性性機能障害の薬が認可される予定である。

関口医師は、ホルモン剤などを自費診療で処方したり、漢方薬（半夏厚朴《はんげこうぼく》湯《とう》、八味地黄丸《はちみじおうがん》、牛車腎気丸《ごしゃじんきがん》、桂枝茯苓丸《けいしぶくりょうがん》など）を用いたりして治療に当たっているという。

「女性の場合は、男性の性機能障害の治療薬であるシルデナフィル（製品名バイアグラ）などのように、有効とされる方法がいまのところないので、試行錯誤をしながら治療を進めているというのが実情です。また性機能障害はほかの病気と違って、相手があるという前提で生じる病気なので、薬物治療だけではなく、パートナーとの関係性も含めて考えていく必要があります」（関口医師）

海外では、性機能障害によるセックスレスは家庭不和にも発展しかねない重要な問題。日本でもこれからは、夫婦のどちらかがセックスによるストレスを抱え込まないように、両者で話し合い、必要に応じて治療を受けることも大切だろう。

表　女性の性機能障害の症状

- □セックスをする気がしない
- □セックスをする気はあるけれど、触れられても反応しない
- □オルガスムスを感じない
- □挿入されると痛いので、セックスができない

このなかの1つでも該当すれば「性機能障害」の可能性が

意外に知らない便秘薬の真実

毎日、トイレでスッキリ。そんな理想的なトイレ習慣を送るために、ありとあらゆることを試みた。だけど、どうしてもお通じが順調にならない――。そんな人はもしかしたら、間違った便秘対策をとっているのかもしれない。

理想的なトイレは正しい知識と対策から。そこで便秘対策に詳しい肛門科・胃腸科の日本橋レディースクリニック院長、野澤真木子医師に話を聞いた。

新常識1 便秘対策にはオリゴ糖やオリーブオイルを

「理想的な便はバナナ状で黄土色。ペースト状の歯みがき剤ぐらいの硬さです。トイレに入ってから2～3分でスルッと出せるような便が望ましいですね」（野澤医師）

とはいえ、便秘そのものについては明確な定義がなく、個人の感じ方によるところが大きいそうだ。

つまり、毎日便が出なくても、2～3日に1回、歯みがき剤ぐらいのやわらかさの便が出て、腹痛やおなかの張りなどの症状がなく、苦痛でなければ便秘とはいわず、毎日出ていてもコロコロした硬い便しか出ておらず、スッキリしないとなれば、それは便秘なのだ。

また女性に便秘が多いといわれるが、それには原因がいくつかある。**まず閉経前であれば女性ホルモンの影響が大きい。女性ホルモンの一つ、プロゲステロン（黄体ホルモン）には、大腸内の便を肛門側に押し出す蠕動《ぜんどう》運動を抑えるはたらきがある。月経周期後半になると便秘になりやすく、月**

理想的な便

便の形や状態は健康状態を調べる一つのバロメータになる。本文で示したとおりペースト状の歯みがき剤ぐらいのやわらかさで、バナナ状のものであれば健康とされている。コロコロと小さいウサギのフンのようなものが出たら便秘、水状のものであれば下痢だ。

色については、灰色は膵臓《すいぞう》や肝臓などの病気、緑色は食中毒や急性腸炎、緑色野菜や薬によるものが考えられる。黒色は胃腸からの出血、赤色は食中毒や大腸がん、潰瘍性大腸炎、痔《じ》などの可能性が。

便秘の原因

一般的に、便秘の原因としては次のようなものが挙げられる。

①食生活の乱れ

食べものはいわば便の材料。食事の内容はもちろんのこと、食べるタイミングや回数も関係する。朝食抜き、食物繊維の少ない食事、ファストフードばかりの食事、早食いなどもよくない。

経が始まると便秘が解消されるのは、月経によりその分泌が増えたり減ったりするためだ。妊娠するとプロゲステロンが常時、分泌されるうえ、子宮が大きくなり、腸を圧迫するため便秘になりやすくなる。

一方、閉経以降は、食事内容の変化や運動不足で便秘になる人が多い。

「子どもがいるときは食事内容に気を使っていた方でも、子どもが巣立って、夫婦二人で生活するようになると、『ありものの食事』で済ませてしまいがちになるもの。その結果、食物繊維が不足して便秘になってしまうのです。トイレが近いからと水分を控えるのも、便秘の原因の一つです。あとは、運動不足も大きいです。腹筋が弱くなるのでなかなかいきめず、便秘になってしまうのです」（野澤医師）

便秘対策では、やはり食生活の改善と運動を勧める野澤医師。**食材としてはオリゴ糖やオリーブオイルが良く、生活の変化や旅行などで便秘になりそうなときに、少し多めにとるのがポイントだという。**

オリゴ糖は大腸で善玉菌であるビフィズス菌のエサになる。ビフィズス菌が増えて腸内環境がよくなるため、便秘が解消できる。ゴボウ、タマネギ、ハチミツ、豆乳などに含まれている。

一方、オリーブオイルは大腸を刺激するうえ、便と混ざり腸管内での便の滑りをよくする作用もあり、相乗作用で排便をスムーズにする。オリーブオイルを直接飲むのがもっとも効果的だが、高カロリーのうえ、飲みにくいため、少量をバター代わりにパンにつけたり、料理に取り入れたりすることでとっていきたい。

運動ではウォーキングや水泳などのほか、イラストのような簡単なエクササイズもお勧めだという。

新常識2 便秘薬の使い方に要注意！ 生薬配合のものは長期間使わない

こうした対策をとってもダメ……という

②がんや婦人病などの病気
大腸がん（40ページ）や大腸ポリープ、子宮筋腫（109ページ）、卵巣のう腫などがあると、便通異常を起こしやすい。

③ストレス
胃腸は自律神経の影響をじかに受ける臓器。ストレスなどによって緊張状態が続くと、自律神経のバランスが崩れて胃腸のはたらきが抑制されたり逆に過剰になったりと、便通に異常をきたしてしまう。

④運動不足
便を肛門の方に押し出す腸の蠕動運動を腸のまわりから支えるのが腹筋。運動不足によって筋力が低下すると、腸を動かす力も弱まるため、うまく便を押し出せなくなる。運動不足による血行不良もよくない。

場合は、ガマンせず便秘薬を短期間、上手に使ったほうがよい。

「便が出ないままでいると直腸に溜まった便がカチカチになってしまい、排便するのに非常に難渋してしまいます。肛門に便がつまってしまうと肛門が痛くなり、痛みで座ることができないという方もいます。そうなると物理的にかき出すしかなくて、患者さんもかなりつらい思いをすることになってしまいます」（野澤医師）

便秘傾向の人の場合、外食が多くなり、食物繊維不足や水分が十分に摂取できない状態のときなどには便秘薬を使い、食事で十分改善できそうであれば薬を減らす、あるいは中止するという臨機応変な対策が大事、というわけだが、どの便秘薬を飲んでもいいというわけにはいかない。

なぜなら便秘の原因やタイプをはっきりさせておかないと、薬でかえって便秘が悪化することがあるためだ。便秘薬と一口にいってもいくつか種類があるので、自分に

イラスト　便秘改善エクササイズ

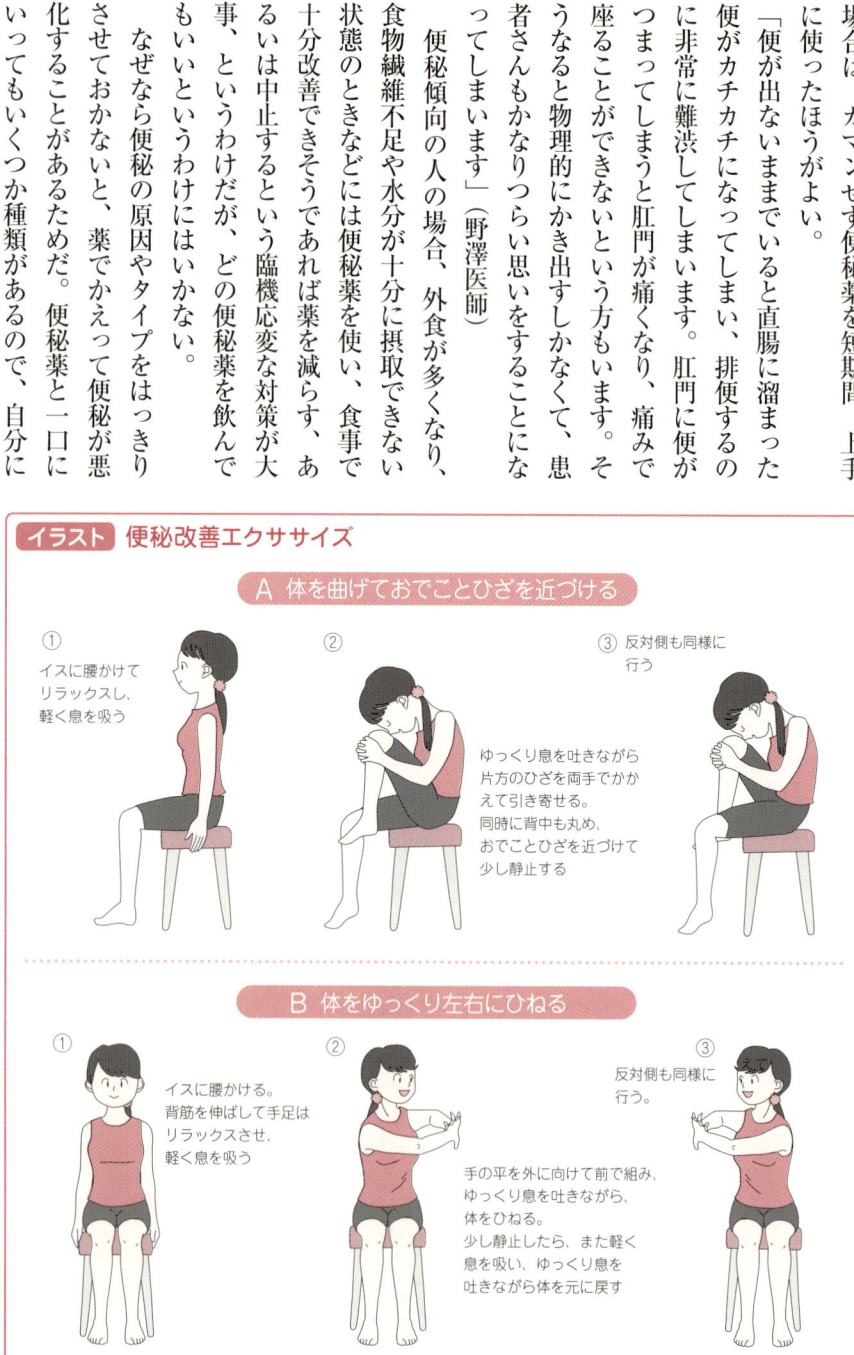

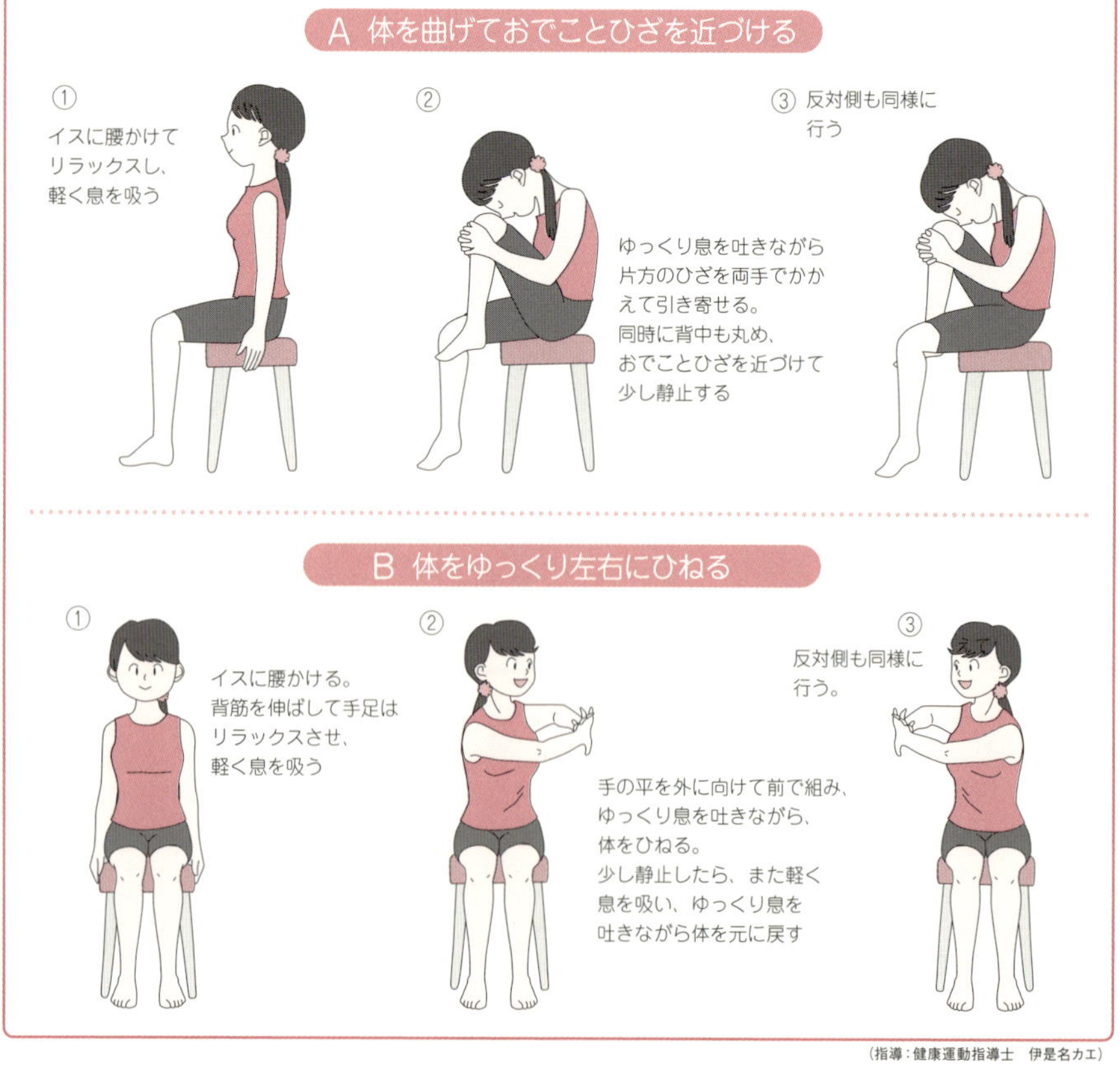
A　体を曲げておでことひざを近づける
①
イスに腰かけてリラックスし、軽く息を吸う
②
ゆっくり息を吐きながら片方のひざを両手でかかえて引き寄せる。同時に背中も丸め、おでことひざを近づけて少し静止する
③ 反対側も同様に行う
B　体をゆっくり左右にひねる
①
イスに腰かける。背筋を伸ばして手足はリラックスさせ、軽く息を吸う
②
手の平を外に向けて前で組み、ゆっくり息を吐きながら、体をひねる。少し静止したら、また軽く息を吸い、ゆっくり息を吐きながら体を元に戻す
③
反対側も同様に行う。

（指導：健康運動指導士　伊是名カエ）

合ったものを選ぶことが大切だ。

野澤医師が処方することが多いのはビオフェルミンなどの整腸剤、マグネシウムなどの塩類下剤だ。

市販されているもので多いのは刺激性下剤だが、これは大腸の神経を刺激して蠕動運動を活発にし、排便を促す。刺激性下剤は連用すると習慣性となり薬の服用量が増えるため、長期にわたって使わないほうがいいそうだ。

そして、便秘薬で案外、私たちの誤解を招いているのが、アントラキノン系（センナやアロエ、大黄《だいおう》など）のものだ。

「アントラキノン系の便秘薬には生薬系のものが多いのですが、生薬だから体に優しいだろうと思って常用していると、腸の中が真っ黒になる『大腸黒皮症（メラノーシス）』という状態になります（写真参照）。これは便秘薬の成分が腸の内壁に沈着して黒く変色するもので、大腸の神経に作用し、動きを低下させるため、便秘が悪化してしまいます。そのため長期の連用は避けたほうがよいのです」（野澤医師）

この大腸黒皮症は痛みなどの症状はなく、また、いまのところ大腸がんの原因になると確認されてもいないという。ただ、腸の健康を考えると治したほうがいいというのが野澤医師の意見。原因となる便秘薬の使用をやめれば、徐々に健康な状態の色に戻るという。

「便秘といえども、毎日、たいへんな思いをしている方にとってはとてもつらいもの。自分でなんとかしたいという気持ちは分かりますが、便秘のタイプに合った便秘薬を使うためには、まずは一度、大腸肛門科で診てもらうことが大事です。便秘に隠れて重大な病気が潜んでいることもありますから。また、そのときにご自身の生活で便秘の原因になりやすい点はどこか、また、薬に頼らず排便習慣をつけるためにはどうしたらいいか、といった対策も教えてもらうとよいでしょう」（野澤医師）

写真　大腸黒皮症と正常な腸内の違い

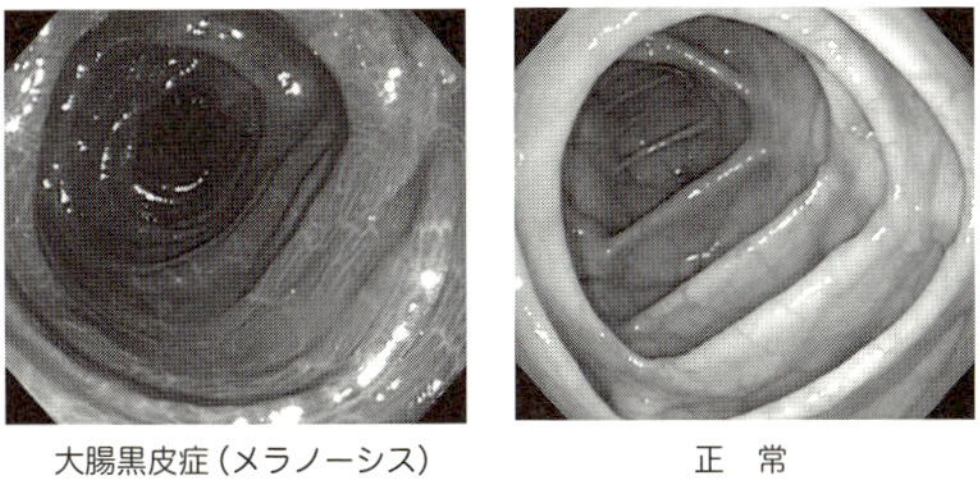

大腸黒皮症（メラノーシス）　　正　常

健康的な腸はきれいなピンク色をしているが、大腸黒皮症となると黒くなる。両者の違いは一目瞭然だ。

女性のがん死亡原因第1位は大腸がんだった

便秘はつらく、ときにはＱＯＬ（生活の質）を落とす原因になりかねない。しかし、便や大腸の問題で女性がもっと意識していなければならないことがある。それは大腸がんだ。

大腸がんの罹患《りかん》者数は40歳代後半から増えてくる。日本橋レディースクリニックでは、痔などで受診した女性のうち、出血や排便異常（便秘や下痢、便が細くなったなど）の症状がある人や、年齢的に大腸がんのリスクが高く（50歳以上）、症状がある人には肛門から内視鏡を入れて大腸の様子を直接観察する「大腸内視鏡検査」を勧めている。野澤医師（本文に登場）の話では、同院が開院して2年ほど経つが、すでに28人に大腸がんが見つかっているという。

実は、大腸がんは女性のがん死因の1位（2009年）で、罹患率でも2位（2005年）である（グラフ参照）。ちなみに、男性の死因では3位（2005年）で、罹患率は2位（同）。女性が大腸がんに注意しなければいけないその理由を、野澤医師はこう話す。

「大腸がんの特徴は肛門からの出血、便秘や下痢、便が細くなる、排便量が少量で回数が増えるなどですが、女性の場合、恥ずかしいからといって、こうした症状があってもなかなか専門医を受診しなかったり、痔だと自己診断してしまったりして、早期発見の機会を失っていることも考えられます」

また主婦などは会社の健診がないため、定期健診を受ける機会がないという理由もある。

大腸がんは、早期で見つかれば治る可能性が大きい。例えばがんが大腸の壁中にとどまっている早期であれば、内視鏡治療や手術などでしっかり取ることができるため、手術後の5年生存率は約95％になる。大腸の壁から外に出ていても周囲のリンパ節に転移がない場合で約80％だ。反対に腹膜や肝臓、肺などへ転移してしまうと、5年生存率は約10％に減ってしまう。

大腸がんの危険因子は、肥満、飲酒、加工肉（ハム、ソーセージなど）の過剰摂取。こうしたリスクをできるだけ減らすとともに、症状がある人は早めに専門医を受診することが大切で、検便による定期検査も受けよう。

グラフ　主ながんの女性の死亡率の推移

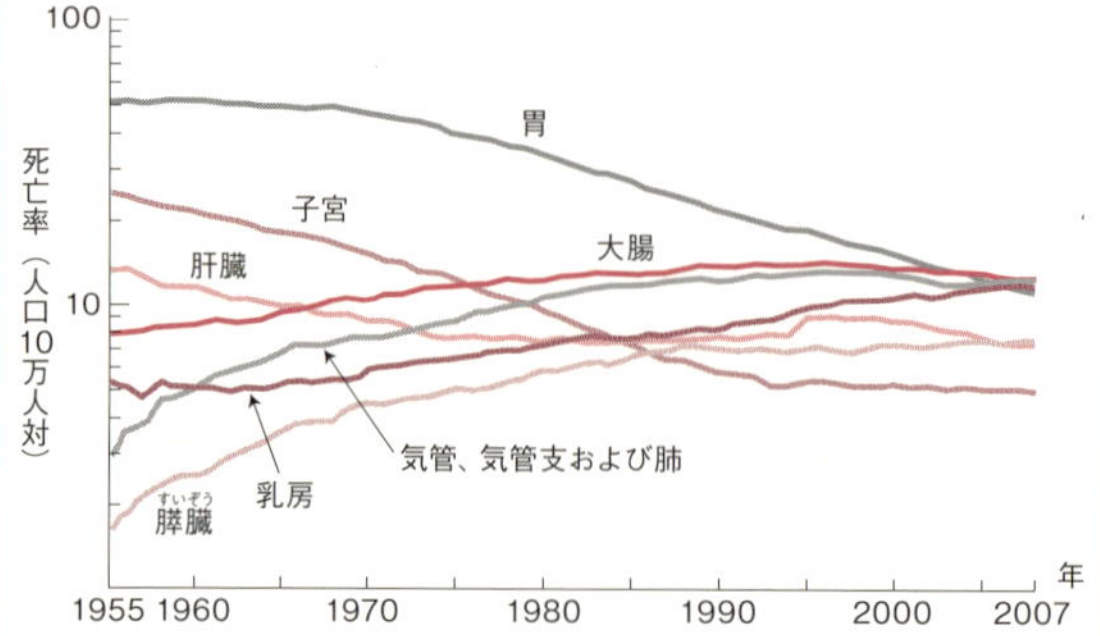

（厚生労働省「人口動態統計」より）

COLUMN

洗浄便座が問題!?
洗いすぎで肛門がただれることも

きれいにしているのに、おしりがムズムズして、かゆい――。そんなときは「おしりの洗いすぎ」を疑ったほうがいいかもしれない。

おしりや大腸のトラブルといえば、便秘や痔、大腸がんなどが知られているが、「肛門掻痒《そうよう》症」も、意外と頻度の高い疾患だという。原因は、痔核（いぼ痔）などの分泌物の刺激、真菌（カビ）の感染、アレルギーや糖尿病などの病気、ストレスなど精神的なものなどさまざまだが、野澤医師（本文に登場）は、とくに「おしりの洗いすぎ」による問題を指摘する。

「温水洗浄便座の使いすぎや、トイレットペーパーによる拭きすぎ、お風呂での洗いすぎなどで、皮膚炎になっているケースが少なくないのです。そういう場合、『汚れているからかゆくなるのではないか？』と、ことさらていねいに洗ってしまうことが多いのですが、それがかゆみを増す原因になってしまうのです」

野澤医師によると、石けんなど使わず、ぬるま湯で洗い流すだけで、おしりの汚れは十分、落とせるとのこと。温水洗浄便座は、水流の勢いを弱めて、温度をぬるめにするのが重要。トイレットペーパーは軽くおしりに押し当てる程度がいいという。

さらに下痢をしやすい人、便秘薬で水のような便をよく出す人は肛門掻痒症になりやすいので、便通を整える食生活を心がけることが大切だ。トウガラシやニンニクなどの香辛料は、消化されにくく、そのまま便と一緒に出てしまうので炎症部分を刺激することから、なるべくなら避けたほうがよい。

かゆみがひどくなると日常生活にも支障が出るうえ、寝ている間にかくことで肛門に傷がついて、さらに刺激を受けやすくなったり、ただれて出血したりすることもある。

心当たりのある人は、まずはおしりを洗いすぎていないか見直し、前述したような対策を。それでも治まらなければ、軟膏などを塗る治療もある。恥ずかしがらずに肛門科で診てもらおう。

また、最近はかゆみだけでなく洗いすぎによる細菌感染も指摘されている。ある調査によると、温水洗浄便座を習慣的に使っている人は、腟内の環境が悪くなって、こうした感染症を引き起こしやすいことが明らかになった。おしりだけでなく腟も洗いすぎには気をつけたほうがよいようだ。

洗浄便座は、その爽快感からやみつきになっている人も多いが、おしりの健康のためにも、ほどほどにしたほうがよさそうだ。

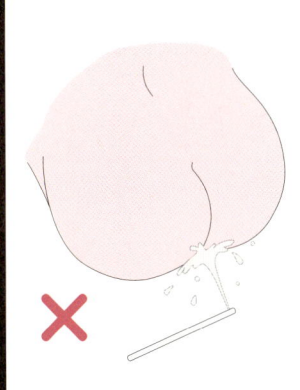

オンナの病気新常識 05 痔

おしりのトラブルは悩んでいないで肛門科へ、が正解

気になっていても、恥ずかしくてなかなか受診できず、市販薬をこっそり買ってやり過ごす……。そんな病気の代表格が痔《じ》ではないだろうか。「痔主」というと中年男性というイメージがあるが、厚生労働省の統計から計算すると、痔で病院に行った人の48%が女性だった。

そこで日本でも数少ない女性肛門科医の一人で、女性専門の肛門科・胃腸科を開設した日本橋レディースクリニック院長の野澤真木子医師（36ページの便秘でも登場）に、女性に多い痔の種類や原因、対策などについて、話を聞いた。

新常識1 女性にも多い痔核 便秘と冷えも原因に

痔とは肛門周囲の病気を総称したもので、痔核（いぼ痔）、裂肛（きれ痔、さけ痔）、痔瘻《じろう》などがある。このうち男女ともに多いのが痔核で、多くは歯状線という直腸と肛門の境目より内側（直腸側）に発生する内痔核だ（イラスト参照）。

肛門は肛門括約《かつやく》筋や神経などでできていて、直腸から肛門にかけての一帯には、動脈や静脈が集中した静脈叢《じょうみゃくそう》というやわらかいクッションのような組織がある。痔核はこのクッションの部分がうっ血して腫れたり、肛門の外に出たりした状態をいう。さらに痔核は「出っ張り」の状態によって次のように4段階に分類されている。

Ⅰ度　痔核が肛門内でふくらんでいるが、外に出てくることはない

Ⅱ度　排便時に痔核が外に出てくるが、排便後には自然にもとに戻る

厚生労働省の統計
2005年「患者調査」より。患者数は男性約5万人、女性約4万6000人だった。

痔瘻
直腸と肛門の境目には歯状線があるが、そのくぼみから入り込んだ大腸菌などが原因で、肛門の周囲に膿《うみ》が溜まった状態が肛門周囲膿瘍《のうよう》。この肛門周囲膿瘍のあと、膿のたまる管（トンネル）が形成されたものを痔瘻という（イラスト参照）。

女性に多い痔の順位
1番目が痔核、2番目が裂肛、3番目は痔瘻。ちなみに男性は痔核、痔瘻、裂肛の順となっている。

Ⅲ度　排便時に痔核が外に出て、指で押し込まないと肛門内に戻らない
Ⅳ度　痔核が常に肛門の外に出たままで、押し込んでも戻すことができない

痔核の代表的な症状は出血や痛みだが、出血はⅠ度からあり、痛みはⅡ度ぐらいから出てくることが多い。痔核が大きくなると排便後も便が残った感じが続く残便感もあるそうだ。

イラスト　痔の種類

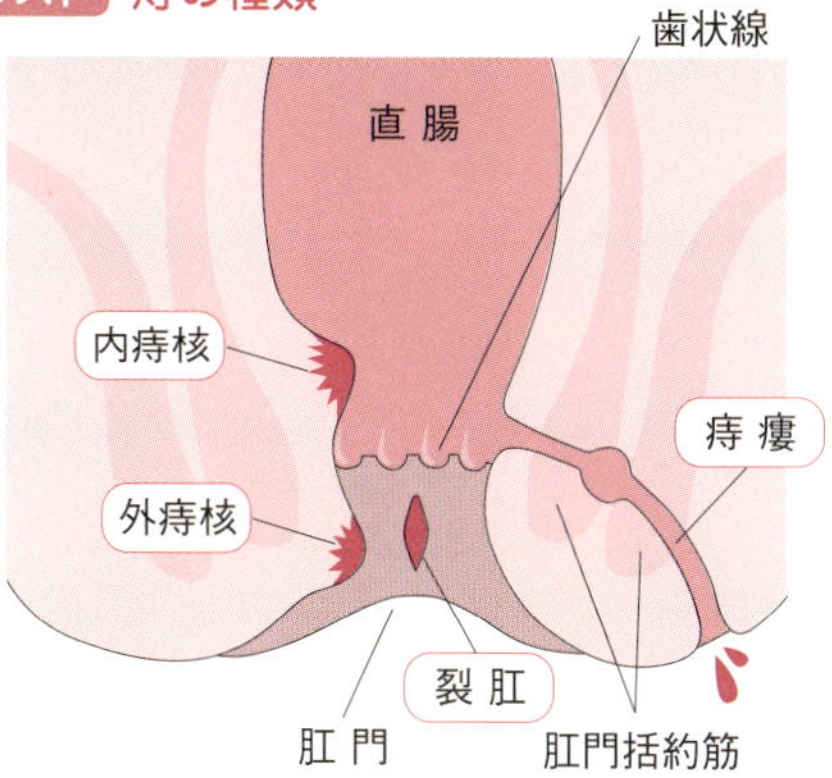

女性の場合、「妊娠や出産」をきっかけに痔核になったり、もともとあった痔核が悪化したりすることが多い。妊娠して大きくなった子宮が肛門のクッション部分を圧迫し、うっ血するためだ。

しかし、妊娠や出産を経験していなくても痔核になる女性がいる。その理由を野澤医師は、「便秘（36ページ参照）や冷え症（14ページ参照）など、女性によく見られる症状が痔核を招いている」と指摘する。

「トイレで強くいきむと腹圧が上がり、肛門の細い血管がうっ血します。これが繰り返されることで、痔核が形成されたり、大きくなったりしていくのです。また、冷えがあるとおしり周りの血流が悪くなり、うっ血した状態が改善されにくいので、痔核が悪化しやすいのです」（野澤医師）

このほか、座りっぱなしなど長時間同じ姿勢でいる、ゴルフやテニスなどでスイングしたり重い荷物を持ったりしたときにい

肛門のはたらき
肛門は便やガスの排出を調整している大切な器官。肛門括約筋が肛門を閉じたり開いたりして便やガスの通り道をコントロールし、神経が肛門の知覚と運動を支配する。また肛門上皮が便とガスを識別している。

妊娠と痔
妊娠中は女性ホルモンの影響や胎児の影響で便秘になりやすい。そのため、トイレなどでいきむ機会が増えたり、出産時の大きないきみで痔になったり、もともとあった痔が悪化しやすい。

きむ、といったことも痔核の原因になる。冷える場所で仕事をしている人、デスクワークが多い人はもちろん、ゴルフやテニスなどを頻繁に楽しんでいる人も、おしりの健康に気をつけたほうがよさそうだ。

新常識2 注射だけで済む やさしい痔の手術もある

続いて、気になる痔核の治療についてだが、同院ではどういう年齢の女性がどんな理由で治療を受けに来るのだろうか。野澤医師はこう答える。

「当院に痔で受診する女性は10代から80代と幅広いですね。出血、痛み、出っ張りという症状で受診されます。中高年の方の場合、長い間悩んでおられて、やむにやまれず受診したという方が多い。それだけ病院に来ることにためらいがあるのでしょう」

痔核の治療というと、手術というイメージがあるが、Ⅰ度やⅡ度であれば生活習慣の改善（表参照）と炎症を抑える軟膏（あるいは注入軟膏）や坐薬などを用いる薬物治療、注射による治療（硬化療法）などが中心となる。

硬化療法は痔核の周りに注射をすることで、痔核を固めてしまう治療法だ。現在、行われている方法は2種類ある。

一つは痔核の根元の血管周辺の粘膜下にフェノールアーモンドオイルを注射して痔核を固める「フェノールアーモンドオイル硬化療法」、もう一つはジオンという薬を患部に注射して痔核に流れ込む血液量を減らして止血し、痔核を小さくする「ALTA《アルタ》硬化療法（別名ジオン注）」だ。こちらはⅢ度以上の痔核にも効果があるとして注目されている。

「いずれも治療時間は短く、体に負担も少ない治療です。ただ、前者は効果があるのは1年ぐらいですし、後者も手術とは違って根本的な痔核を取るわけではないので再発することもあり、あとから手術を追加しなければならないケースもあります。いず

痔の薬物治療

痔の薬物治療としては、便秘を治すための薬（39ページ参照）や、痔の炎症をとったり、痛みを抑えたりする薬などがある。このほか、漢方薬の乙字湯《おつじとう》も使われている。

痔の薬の形状には、坐薬や注入軟膏、軟膏などがあり、それぞれ使い方が異なる。担当の医師にしっかり使い方を教わっておこう。

フェノールアーモンドオイル

患部を固める硬化剤の一種で、長年、硬化療法の薬液として用いられてきた。ただ、最近は後述するALTAのほうが注目されている。

ジオン

硫酸アルミニウムカリウム・タンニン酸のこと。

ALTA硬化療法

ALTA硬化療法は頻度は少ないながらも合併症の危険性があるため、内痔核治療法研究会の講習を受けた医師だけが治療をすることができる。同研究会のホームページはhttp://www.zinjection.net/

れも誰にでも適応する治療法ではありません」（野澤医師）

一方、病状が進行して、Ⅲ度、Ⅳ度となると手術が必要となる。そこまで進行していなくても、痔核による出血がひどくて貧血になっている人や、日常生活に支障があると訴える人では、Ⅱ度でも手術をすることがあるという。

「痔核の手術は痛いとか、おしりがゆるくなるとか、マイナスのイメージを持っておられる方も多いようです。しかし、肛門がゆるくなることはありません。手術後の痛みは手術方法によって違ってきます。例えば結紮《けっさつ》切除術の場合は2週間ぐらい痛みが出ることがありますが、痛み止めなどを使えば軽くなります」（野澤医師）

「案ずるより生むが易し」ということわざもある。おしりの悩みがある人はまずは肛門科へ。「長く悩んでいた方ほど、『トイレのときのわずらわしさから解放されてよかった』と話されます」（野澤医師）

表　生活習慣の改善

point1 おしりはいつも清潔に	point2 毎日お風呂に入り湯船にゆっくりつかる	point3 同じ姿勢を長く続けない
point4 おしりや腰を冷やさないようにする	point5 排便は短時間で済ませて強くいきまない	point6 トイレに行くのは便意を感じてから
point7 食物繊維をたくさんとるようにする	point8 アルコールや刺激物は控えめに	point9 排便をガマンしない

手術

痔核の血管を痔核の根元で縛り痔核を切除する結紮切除術、特殊なゴム輪で痔核を縛ってその部分を壊《え》死《し》させるゴム輪結紮療法、特殊な器械を使用して直腸の粘膜を切って痔核を肛門内へ戻す方法ＰＰＨ（痔核つり上げ固定術）などがある。

手術後の注意点

傷が治るまでは肛門に強い力を加えないことが大事。痔の最大の敵である便秘を予防するため、便秘薬を使って便を軟らかくさせる場合もある。また、重いものを持ったり、長い間イスに座り続けたりするなど、肛門に負担をかけないことも大切。散歩程度の軽い運動はおしりの血液循環をよくするのでお勧めだ。

オンナの病気新常識 06 頭痛

痛みの本当の原因を知るのが治療の第一歩

脳や全身の病気に由来せず、周期的に痛みを繰り返す慢性頭痛。北里大学医学部教授（当時）の坂井文彦医師によると、現在、この病気をわずらっている人は、国内に約3000万人。実に日本人の4人に1人が「頭痛持ち」という計算になる。

いったん症状が出始めると、あまりの痛みに仕事や家事が手につかない——そんな人が周りにも多いのではないだろうか。

「これだけ多くの人が悩んでいるにもかかわらず、そもそも頭痛という病気がどんな病気なのか、きちんと理解している人は意外と少ないようです。自分の頭痛の実態が分からず悶々《もんもん》としていると、その状態がストレスとなり、痛みがさらにひどくなる恐れがあります」

こう警鐘を鳴らすのは、1993年に全国に先駆けて「頭痛外来」を開設し、多くの患者の治療にあたってきた、間中《まなか》病院院長の間中信也医師である。

「患者さんたちは、痛みの原因を知りたい、痛みをとってほしいと思って、必死で病院を探します。でも、やっと見つけた病院で『何でもない。ただの頭痛です』『市販の薬でガマンしなさい』などといわれて、途方に暮れているのです」

新常識1 科学的根拠に基づく治療が重要！緊張型頭痛と片頭痛の混在型も

診察の際、間中医師はまずこうした患者の訴えにじっくり耳を傾け、「なぜ痛みが起こるのか」を分かりやすい言葉を使って説明している。「頭痛にははっきりとした原因があり、科学的な根拠に基づいて治療

慢性頭痛
痛みの原因となる基礎疾患がなく、慢性、周期的に痛みを繰り返す頭痛のこと。「緊張型頭痛」「片頭痛」「群発頭痛」の3つのタイプがあるが、そのうち一つのタイプが単独で起こることもあれば、2つ以上が合併して起こることもある。

頭痛外来
頭痛の発生時期や痛みの強さ、頻度などを詳しく問診し、適切な検査や治療を行ってくれる専門外来。近年、全国的に増加の傾向にある。
ただ、「頭痛外来」を標榜していなくても、頭痛専門医のいる医療機関は全国にある。日本頭痛学会のホームページ（http://www.jhsnet.org/）には、同学会が認定した頭痛専門医の一覧が掲載されている。

できる」というのが間中医師の考え方の基本だからだ。

「実際、一口に頭痛といっても、いくつかのパターンがあり、それによって対処法も異なります。自分の痛みについて理解しようとする姿勢を持ち、気長に付き合っていこうと考えるのが、頭痛を治す近道です」と間中医師はいう。「敵を知り、己を知れば、百戦危うからず」ということだ。まずは、51ページのチェックシートを使って、自分の頭痛について詳しく知ることから始めるといいだろう。

慢性頭痛には、緊張型頭痛、片頭痛、群発頭痛の3つのタイプがある。なかでも患者数がもっとも多く、頭痛患者全体の7〜8割を占めているのが緊張型頭痛だ。ストレスや不安、うつ症状などが原因となり、頭全体、または後頭部から首筋にかけて「はちまきを締められたような」「頭に重石を載せられているような」痛みが起こるのが特徴だ。

一方、比較的女性に多いのが片頭痛だ。頭の片側、または両側のこめかみから目の周りあたりが痛くなり、「ズキンズキン」「ドクンドクン」といった拍動感を伴うこともある。痛みの前触れに「閃輝《せんき》暗点」と呼ばれる閃光《せんこう》を感じることもあるので、片頭痛持ちは普通の人より敏感な脳の持ち主といえるのかもしれない。

群発頭痛は、片方の目や目の上、こめかみのあたりにえぐられるような激しい痛みが起こる。前の2つに比べれば患者は少なく、しかも圧倒的に男性に多い（男女比は7対1）。ただ、最近では女性の群発頭痛患者も増えているようだ。

ただし、これらの一つだけに当てはまるケースばかりではないと間中医師はいう。これが頭痛治療の難しいところでもある。

「緊張型頭痛と片頭痛はよく混在しますし、痛み方も日々刻々と変わっていきます。100人の患者さんがいれば100通りの痛みがあるのが頭痛というもの。治療法も

緊張型頭痛

原因は肩こりなどの身体的ストレスや不安、抑うつ、心の疲れなどの精神的なストレス。デスクワークなどで長時間同じ姿勢をとっていると、さらに悪化するといわれる。発症頻度は、毎日から月に数回とさまざま。

片頭痛

脳血管が拡張して炎症が起こり、周りの神経を刺激して痛みが生じる。気圧や気温の変化、女性ホルモンの変化（52ページのコラム参照）、寝不足や寝すぎなどが引き金になる（睡眠時間は6〜8時間がよいとされる）。痛みと同時に、吐き気がしたり、光や音に敏感になったりすることも。患者の男女比は1対4と女性に多い。

群発頭痛

片頭痛と同様、血管の拡張と炎症によるものと考えられている。痛みは非常に強く、大の大人がのたうち回るほどだという。いったん痛み始めると、1〜2ヵ月間、連日のように発作が起こる。

人それぞれですから、医師と患者さんがよく話し合いながら治療に取り組むことが大切です」（間中医師）

新常識2 頭痛ダイアリーを活用して痛みの特徴を把握しよう

さて検査だが、慢性頭痛は一般的な画像検査で診断がつきにくいため、医師による問診がもっとも重要となる。

しかし、痛みがいつ起きて、どのくらい続くのかを、医師に詳細に説明するのは難しいものだ。そこで、痛みが慢性化しているようであれば「頭痛ダイアリー」（図参照）をつけることをお勧めしたい。ダイアリーは日本頭痛学会のホームページ（http://www.jhsnet.org/）からダウンロードが可能で、簡単なフォームに症状や痛みの程度、日常生活への影響度、服用した薬とその量などのデータ、誘因や前触れなどを自由に書き留めておくことができる。

間中医師は、頭痛ダイアリーをつけることのメリットについて、こう説明する。

「痛みの状態を日々記録すれば、自分の痛みを知る手がかりになります。また、医師にとっても、患者さんの病状を把握することができるので、適切な治療法を選ぶための判断材料となるのです」

図　頭痛ダイアリー

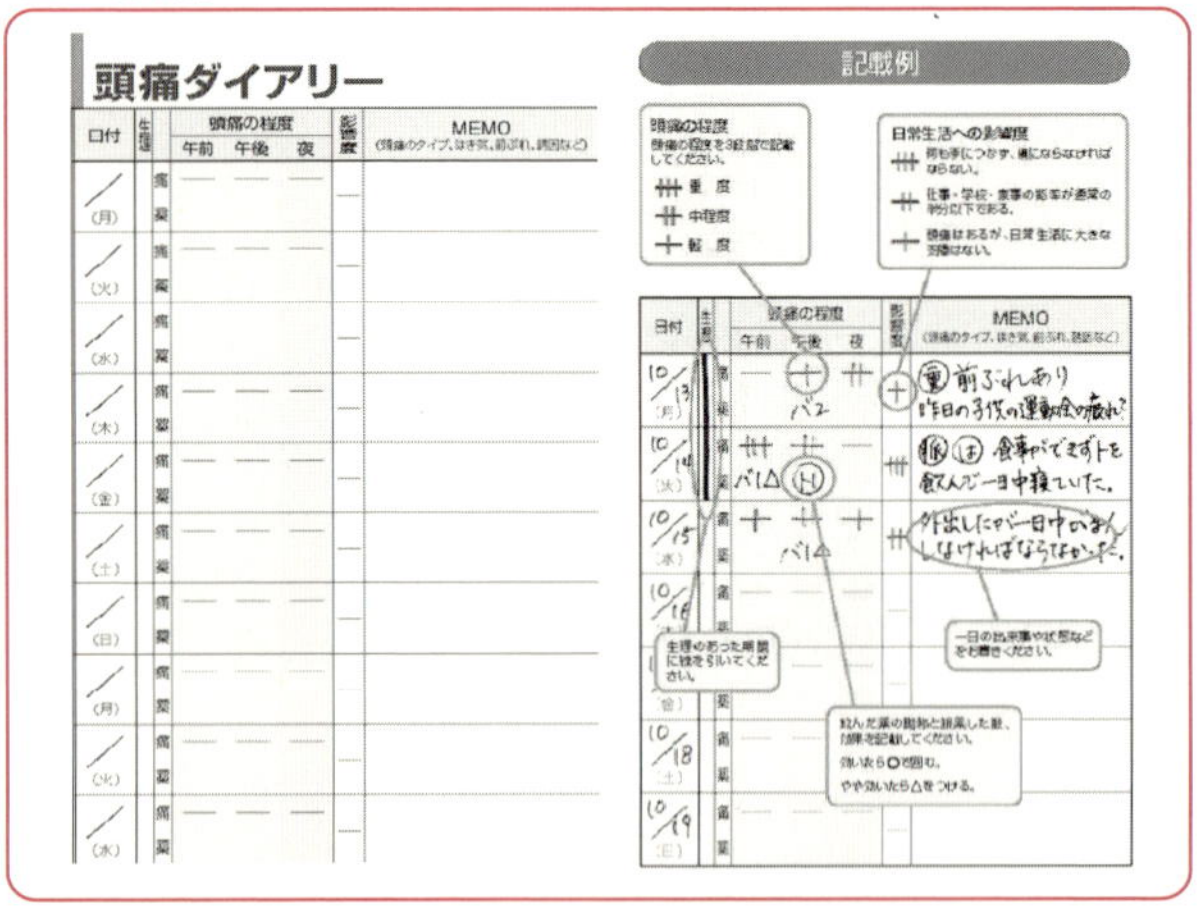

閃輝暗点
目の前に稲妻のようなギザギザの光が見えた後、ものがゆがんで見える、目の前が真っ暗になる、といった症状が起きる。脳の後頭葉（ものを見るための視覚中枢がある場所）に血液を送る血管がけいれんし、血流が減少することが原因。

問診
問診内容の一例。これらの内容を事前にまとめておくと、問診がスムーズにいく。
①痛みの発生する部位（例：左側、こめかみ、後頭部）
②頻度（例：○ヵ月前から、○日に1回程度、夜中になると起こる）
③痛み方（例：脈と一致してズキンズキンする、重苦しい）
④強さ（例：とてもガマンできない、なんとかガマンできる）

緊張型頭痛の治療
①音楽鑑賞や読書など、好きなことをする時間を作る
②散歩やジョギング、水泳などの軽い運動を取り入れる
③入浴や少量のアルコール摂取で血液循環をよくする

新常識3 トリプタン系薬剤の登場で片頭痛は「治る痛み」に

慢性頭痛の治療はどのタイプでも、薬物治療と生活指導（表参照）が中心となる。

緊張型頭痛の治療では、とくに生活習慣の改善が重視される。頭痛は、日々の生活における過大なストレスに対して体が発するシグナルといえるからだ。そのため、治療では心に負担をかけずに生活するコツや、首や肩のこりをほぐす体操などが指導される。

片頭痛の治療は、スマトリプタンやゾルミトリプタンなどのトリプタン系薬剤が登場したことで、効果が飛躍的に高まった。トリプタン系薬剤は薬局では手に入らないため、医療機関を受診して医師に処方してもらうことになる。

「トリプタン系薬剤は、症状が出た後、時間が経ってから飲むと、脳が痛みに敏感に

表　慢性頭痛の予防と注意点

緊張型頭痛

- ストレスを減らし、心にゆとりのある生活を心がける
- パソコン作業などで同じ姿勢をとり続けるときは、1時間に1回は休憩し、首や肩のこりをほぐす
- 枕の高さが高すぎると、首に負担をかけるので要注意

片頭痛

- 忙しい朝でもきちんと朝食をとる（血糖値が低いときに起こる場合も）
- 6〜8時間は睡眠をとる（寝不足も寝すぎも片頭痛の原因）
- カフェインのとりすぎやアルコールの飲みすぎに注意（赤ワイン、チョコレート、熟成チーズなども片頭痛を誘発する可能性あり）
- 経口避妊薬（ピル）やホルモン補充療法でも悪化するため、医師に相談する

群発頭痛

- 痛みがあるときはアルコールを控える
- ニトログリセリン（狭心症の薬）は血管を拡張し、群発頭痛を誘発する。頭痛が続くようなら医師に相談する
- 痛みがあるときは長時間の入浴はNG。できるだけシャワーですませる

こうした生活習慣の改善だけでも十分効果がある。薬物治療を希望する場合は、鎮痛薬のザルトプロフェン（製品名ソレトン）、筋弛緩薬のチザニジン（製品名テルネリン）、抗うつ薬のアミトリプチリン（製品名トリプタノール）などを痛みの頻度で使い分ける。

片頭痛の治療

トリプタン系薬剤（後述）のほか、痛みが繰り返し起こる場合は、予防薬としてカルシウム拮抗薬のロメリジン（製品名ミグシス、テラナス）や抗うつ薬のアミトリプチリン（製品名トリプタノール）などを使う。

治療ではないが、寝不足や寝すぎなども片頭痛の原因になるため、1日6〜8時間の睡眠を心がけたい。

トリプタン系薬剤

過度に拡張した脳血管を収縮させ、神経性の炎症を抑える。錠剤、点鼻薬、注射、スプレー、口腔内崩壊錠（口の中で溶ける錠剤）など、さまざまな剤形がある。現在、以下の5つのブランドの薬が発売されている。

①スマトリプタン（製品名イミグラン）：錠剤、点鼻薬、注射（医

なって効きにくいことがあります。服用のタイミングについては、医師にしっかり聞いておくことが大切です」（間中医師）

また、群発頭痛の治療でも、トリプタン系薬剤の一つ、スマトリプタン（製品名イミグラン）の注射や点鼻薬が有効とされる（点鼻薬は保険適用外）。

前述したように、頭痛体質は持って生まれたものともいえるだけに、おおらかな気構えを持ち、医師と二人三脚でじっくりと治療に取り組みたいものだ。間中医師も、「気軽に相談に乗ってくれるよい医師と出会うことが治療の第一歩です」と話す。

「この医師となら一緒にやっていける、と思える、自分に合った医師を見つけたいものです。『なんだ、頭痛ですか』という顔をする医師は避けたほうが無難です。命にかかわるかどうかによらず、頭痛は非常につらいもの。患者さんの切実な気持ちを理解してくれる医師は、頭痛もきっと一生懸命診てくれるでしょう」（間中医師）

新常識4 「こんな痛みは初めて」は絶対にガマンしてはいけない痛み

これまで紹介してきた3つの頭痛に対し、脳や体の病気に由来する頭痛を「二次性頭痛」という。このタイプの頭痛の中でとくに注意しなければならないのは、くも膜下出血や硬膜下血腫、脳腫瘍《しゅよう》などの病気が引き起こす頭痛である。これらの痛みは、いわば、重大な病気が発信するサイン。放置すると、命にかかわることもある。

診察では、まずＣＴ（コンピュータ断層撮影）やＭＲＩ（核磁気共鳴画像）を用いて、二次性頭痛の可能性を慎重に調べる。

「『直近1ヵ月の間に急に痛みがひどくなった』『今までに経験したことのないほどの強烈な痛みを感じる』『手足のしびれやマヒを伴う』など、普段と異なる痛みや症状があったら、決してそのままにせず、すぐに医師の診察を受けてください」（間中医師）

療用・自己注射キット）
②ゾルミトリプタン（製品名ゾーミッグ）：錠剤、口腔錠
③エレトリプタン（製品名レルパックス）：錠剤
④リザトリプタン（製品名マクサルト）：錠剤、口腔錠
⑤ナラトリプタン（製品名アマージ）：錠剤

群発頭痛の治療
スマトリプタンのほか、予防には狭心症治療薬のベラパミル（製品名ワソラン）を使うことがある。

くも膜下出血
脳の動脈がコブ状にふくれて破裂し、脳を保護するくも膜と脳の間に血液が一気に広がる。

硬膜下血腫
急性と慢性があり、いずれも原因のほとんどは頭部外傷。頭痛や半身のマヒなどの症状が現れる。

脳腫瘍
頭蓋《ずがい》骨の内側に生じる腫瘍。いくつかの種類があるが、いずれも頭痛やおう吐、視力障害、けいれん発作などの症状が現れる。

慢性頭痛チェックシート

Q1. どこが痛む？

A. 頭の片側、または両側

B. 頭全体・後頭部・首筋

C. 片側の目の奥

Q2. どんな痛み？

A. ズキンズキンするような痛み

B. 重苦しい痛み

C. 突き刺される・えぐられる痛み

Q3. 痛みの強さはどれくらい？

A. 中等度で日常生活に支障あり

B. 比較的軽い

C. ガマンできないほど強烈

Q4. 動くと痛みはどうなる？

A. 痛みが増す

B. 変わらない

C. 痛くて動かずにはいられない

Q5. どんな周期で痛む？

A.1ヵ月に1～2回から年に数回程度

B. 毎日～数日に1回

C.1～2ヵ月の間、毎日1～2時間ほど痛む

Q6. 頭痛以外の症状は？

A. 吐き気がある・光や音に敏感になる

B. 目の疲れを感じる・めまいがする

C. 目が充血する・涙が出る・鼻汁が出る

6個の質問に答えた後、回答の中から
A、B、Cの個数を数えてみましょう

あなたはどのタイプ？

A □個

B □個

C □個

Aが多いあなたは → **片頭痛の可能性大**

Bが多いあなたは → **緊張型頭痛の可能性大**

Cが多いあなたは → **群発頭痛の可能性大**

AとBが多いあなたは → **片頭痛と緊張型頭痛が混在する頭痛の可能性大**

※このチェックシートはあくまで目安にすぎません。あてはまる症状がある場合は、早めに医師の診察を受けてください

COLUMN

片頭痛の放置は禁物!
ガンコな耳鳴り「頭鳴」を引き起こすことも

女性の片頭痛は月経時に起こることが多い。これは、女性ホルモンのエストロゲン（卵胞ホルモン）が月経の数日前から減少し始め、セロトニンという脳内物質に影響して脳の血管を拡張するためと考えられている。排卵日も同様に女性ホルモンが大幅に減少するため、片頭痛が起こりやすい（グラフ参照）。

一方、妊娠中期から後期にかけての6ヵ月間は、女性ホルモンの分泌量が高めで安定するため、一般に片頭痛は起こりにくくなるといわれている。

こうした女性特有の片頭痛は、妊娠時を除いて更年期まで毎月続く場合もある。やはり頭痛に対する正しい対処法や治療薬について、きちんと知っておくべきだろう。

「市販の鎮痛薬に頼りすぎるのは禁物」と話すのは、汐留シティセンターセントラルクリニック頭痛外来の清水俊彦医師（東京女子医科大学頭痛外来講師）だ。

「市販の鎮痛薬の大部分は見かけの痛みだけを取り払うため、水面下で起こっている脳の神経細胞の興奮は続いています。当然、毎回の片頭痛発作のたびに起こる脳血管の周囲の炎症も置き去りにされたままになっています」

結果として、脳が痛みに敏感になり、「薬物乱用頭痛」と呼ばれる頭痛を引き起こすことがある。

さらに、片頭痛を放置したり、市販の鎮痛薬に頼っていたりすると、脳の血管の損傷が進んで脳梗塞の危険性が高まるほか、後々、ガンコな耳鳴りに悩まされることもある。「頭鳴《ずめい》」と呼ばれるこの耳鳴りは、耳に異常があるわけではなく、聴覚中枢がある側頭葉という部分が興奮するために起こる。

「患者さんは、どちらかの耳のそばではなく、『脳の中で音が鳴っているような感覚』とおっしゃいます。こうした症状は、片頭痛のたびに脳がひどい興奮を繰り返し、脳全体が簡単に興奮しやすくなる下地ができてしまうために起きるのです」（清水医師）

治療では、過敏になった脳の興奮性を改善するために抗てんかん薬のバルプロ酸ナトリウム（製品名デパケン）を予防的に服用し、痛みにはトリプタン系薬剤（49ページ参照）を使う。

グラフ　片頭痛と月経周期・ホルモン分泌量

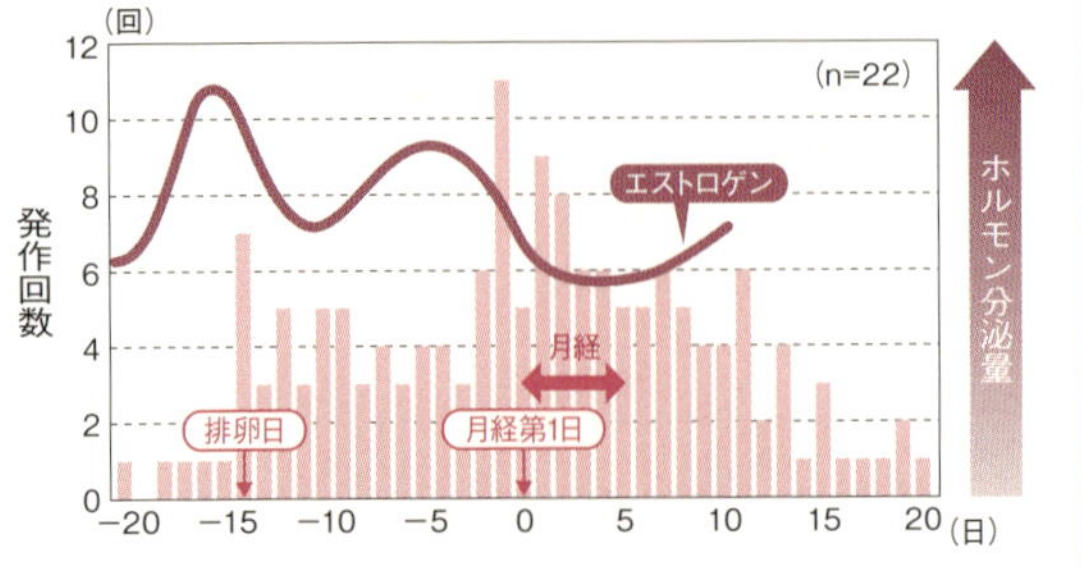

エストロゲンの分泌は排卵を前にピークになり、排卵を機に急減する
エストロゲンの分泌は排卵後に増え、月経前に減少する

（神奈川歯科大学附属横浜クリニック教授 五十嵐久佳医師の調査より）

COLUMN

片頭痛はウイルスが原因!?
帯状疱疹治療薬の早期服用が有効

　近年、片頭痛の治療でトリプタン系薬剤（49ページ参照）と並んで注目を集めている薬がある。帯状疱疹《たいじょうほうしん》の治療薬として知られるバラシクロビル（製品名バルトレックス）である。清水俊彦医師（右コラムに登場）は、片頭痛や群発頭痛の患者にバルトレックスを処方し、大きな効果を挙げている。

　女性に多い片頭痛は、脳血管が拡張して炎症が起こり、痛みのシグナルが三叉《さんさ》神経を経て大脳皮質に伝わるとする説が有力だが、清水医師はそのメカニズムに「帯状疱疹ウイルス」が関係しているとみている（図参照）。

　帯状疱疹ウイルスは、水ぼうそうの原因ウイルスとして知られる。水ぼうそうが治った後も神経節（神経の根元の部分）に棲みついており、体が健康なうちは悪さをすることはないものの、ストレスなどによって免疫力が落ちたときに再び暴れ出して痛みが悪化する原因になるという。

　清水医師は、片頭痛の随伴症状として現れるアロディニア（皮膚の違和感）と帯状疱疹ウイルスの関係をすでに証明している。片頭痛がウイルスによって引き起こされる可能性が高いことを示すこの研究は、2007年にスウェーデンで行われた国際頭痛学会でも注目を集めた。

　診断では、問診や精密検査に加えて血液検査を行う。帯状疱疹ウイルスが体内で暴れていないかどうかを調べるためだ。

　検査の結果が出るまで1週間ほどかかるが、患者には、それを待つことなくバルトレックスを「見切り発車的」に飲み始めてもらう。薬の効果が高い「ゴールデンアワー」は症状が始まってから数週間と短い。高い効果を得るためには、この時期を逃さずに治療することが大切だからだ。

　ちなみに、バルトレックスによる治療には、副作用などのデメリットがほとんどない。このため、飲み始めた後、痛みがウイルスとは無関係と判明したとしても、影響はほぼないそうだ。

「帯状疱疹ウイルスは片頭痛だけでなく、さまざまな病気との関連が疑われる」と清水医師は話す。「ゴールデンアワー」を逃さないためにも、早期に医療機関を受診したいものだ。

図　片頭痛の誘因の説

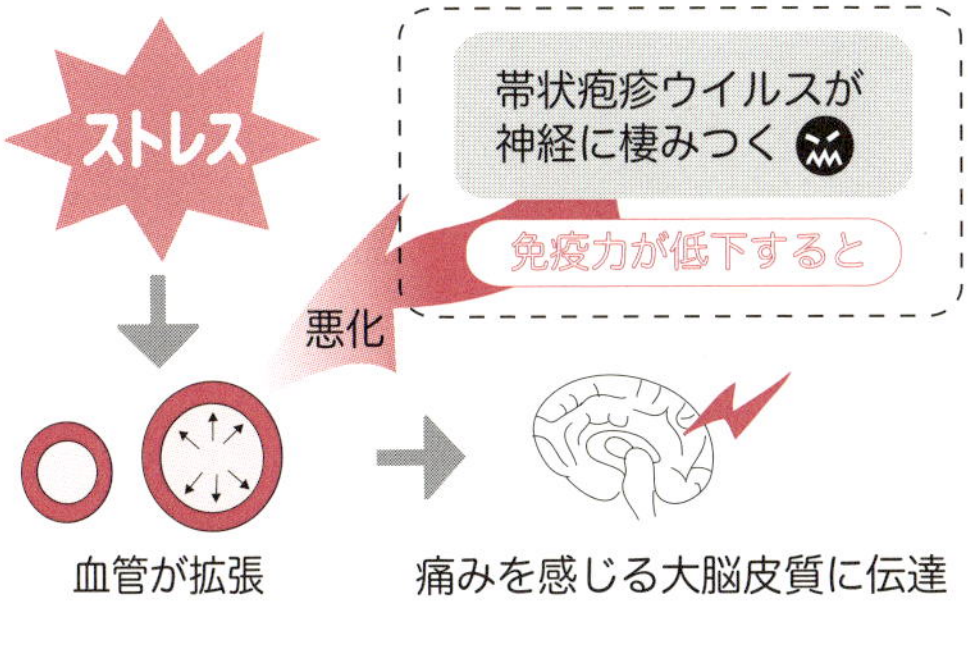

井戸端会議はドライマウス予防に最適

口が渇いてペットボトルが手放せない、パンやクッキーなど乾いたものはパサパサして食べにくい、口の中がネバネバして話がしにくい、口が渇いて夜眠れない……。もし、こういう症状に心当たりがあるとしたら、それは「ドライマウス」という病気かもしれない。

新常識1 女性ホルモンの低下で口がカラカラになる

ドライマウスは「口腔乾燥症」ともいわれ、唾液《だえき》の分泌低下などの理由で、慢性的に口が渇いている病気だ。前述したような症状だけでなく、声がかすれる、口臭がきつくなる、舌がひび割れて痛いといった症状も起こってくる（グラフ参照）。

ドライマウス研究の第一人者でドライマウス専門外来を開設する、鶴見大学歯学部教授の斎藤一郎歯科医師によると、ドライマウス推定患者は８００万人、予備軍は３０００万人にも上り、その数は増えつつあるという。

斎藤歯科医師はドライマウス患者が増えるその背景について、こう話す。

グラフ ドライマウス専門外来を受診した患者の主訴

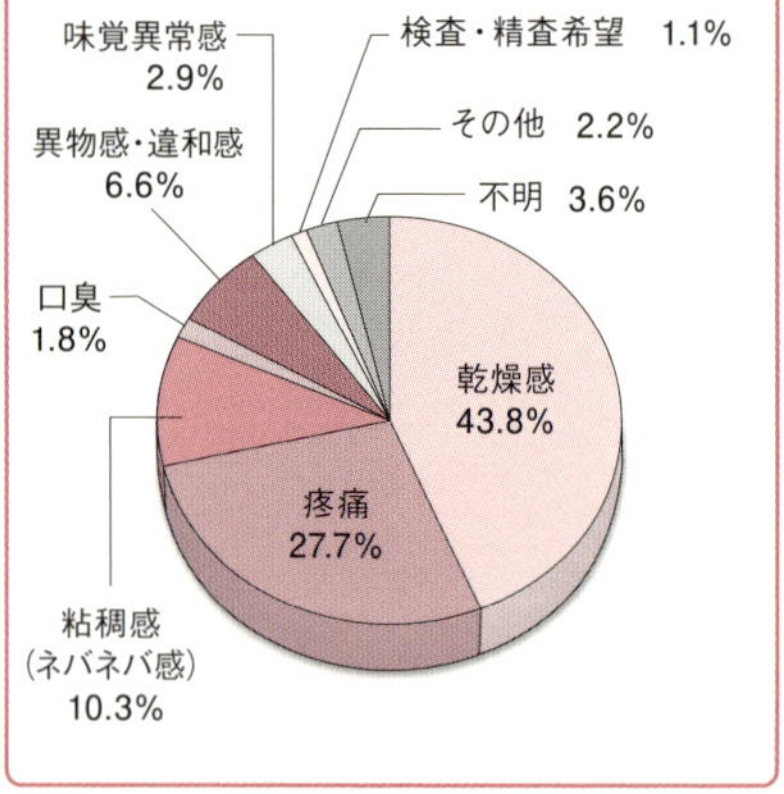

（斎藤一郎『「現代病」ドライマウスを治す』講談社 p15より）

口腔乾燥症
専門用語では「ゼロストミア（Xerostomia）」という。

更年期
14ページ脚注参照。

ドライシンドローム
日本語では乾燥症候群という。乾燥から私たちを守っているのが、唾液腺や汗腺、涙腺などの外分泌腺だ。この外分泌腺と膣にある分泌腺が何らかの原因で機能が低下し、潤いを保てなくなった状態をドライシンドロームという。大きくドライマウス、ドライアイ、ドライスキン、ドライバジャイナ（膣の乾き）に分けられる。

「まず、ドライマウスという病気の認知度が高まってきたということが挙げられます。今まで単なる『口の渇き』とガマンをしていたのが、実は『ドライマウスという病気』であると分かり、治療を受けるようになったのです」

もう一つは、日本人のオーラルケア（口腔ケア）に対する意識が高まってきて、以前よりも口の渇きや口臭といった口の症状に敏感になってきていることが挙げられる。「これがドライマウス患者増の土台となっている」と斎藤歯科医師。

また50代〜60代の女性に受診者数が多いというのが、ドライマウスの特徴だ。

「この年代だと主婦が多く、働いている男性より時間が作りやすく、病院に来やすいという理由もあるでしょう。しかし実は、女性ならではの理由もあるのです。**更年期になると女性ホルモンが減ってきますが、これに伴い唾液腺や汗腺、皮脂腺、涙腺《るいせん》などの外分泌腺の機能が低下するのです。口だけでなく、皮膚や目も乾燥してくるので、これを総じて『ドライシンドローム（乾燥症候群）』ということもあります**」（斎藤歯科医師）

次ページに斎藤歯科医師が主宰するドライマウス研究会が作成した「ドライマウス問診票」を用意した。今のところ明確な基準がないので、おおよそになるが、当てはまる項目が多い人はドライマウスの可能性が高い。検査などを受けたほうがいいかもしれない。

新常識2 普段飲んでいる薬がドライマウスの原因に！

ドライマウスの原因は、更年期による外分泌腺の機能低下だけではない。

加齢による外分泌腺の機能低下や口の周りの筋肉の低下（後述）、ストレス（緊張するとのどがカラカラになり、口が渇くというのは、誰でも経験しているのではないだろうか）、糖尿病やシェーグレン症候群

検査

メインは唾液分泌検査でコップに唾液を吐き出し、その量を測定する。シェーグレン症候群（後述）が疑われるときは、X線検査などを実施する。

シェーグレン症候群

国から難病指定を受けている病気の一つで、推定される患者数は10万〜30万人、男女比は1：14と女性に圧倒的に多い（難病情報センターによる）。

シェーグレン症候群は関節リウマチなどと同じ自己免疫疾患。私たちの体に備わっている免疫システムが何らかの理由で正常に機能しなくなり、免疫細胞が体の組織を敵と見なし攻撃する。

シェーグレン症候群では免疫細胞の攻撃対象が唾液腺なので、ドライマウスが生じる。また、唾液を作る組織が壊れてしまうため、コラムにあるようなトレーニングをしても効果が上がりにくい。そのため、唾液の分泌を促すセビメリン（製品名サリグレン、エボザック）や口を保湿するジェルや人工唾液などを使い、症状を改善させていくことになる。

などの病気、口呼吸でも、ドライマウスになることがある。

しかし、斎藤歯科医師がとくに問題視しているのは、「薬の副作用によるドライマウス」だ。**同外来を受診する人の約半数が、薬によるドライマウスだという。**

実際にどんな薬がドライマウスの原因になっているかを見ると（脚注参照）、抗うつ薬、降圧薬、抗ヒスタミン薬、鎮痛薬……など、実に多岐にわたる。花粉症など

ドライマウスの可能性をチェック

多く当てはまるとドライマウスの可能性が高くなります

口の症状

- □ 口の渇きが３ヵ月以上続いている
- □ あごの下が繰り返し、あるいはいつも腫れている
- □ 乾いた食べものを飲み込む際にしばしば水を飲む
- □ 水をよく飲む
- □ 夜間に起きて水を飲む
- □ 乾いた食品が噛みにくい
- □ 食べものが飲み込みにくい
- □ 口の中がネバネバする
- □ 口の中が粘って話しにくい
- □ 口臭がある
- □ 義歯で傷つきやすい

目の症状

- □ ３ヵ月以上、目の乾燥に悩まされている
- □ 目に砂やほこりが入った感じが繰り返しある
- □ 目薬を１日３回以上使う
- □ 目がゴロゴロ、ショボショボする
- □ 目が乾く・涙が出にくい
- □ 朝起きたときに目が開けられない

関節の症状

- □ 朝起きたときに手足がこわばる
- □ 手足を曲げると痛い
- □ 関節が腫れている

最近の生活

- □ 忙しかった
- □ ひどくショックを受けるようなことがあった
- □ 心配事があった
- □ 怖い夢をみる
- □ 職場や家の中で嫌なことが多い
- □ このごろ心配事があって落ち着かない
- □ はっきりとした原因がないのに、いろいろ不安になる
- □ 人の言動が気にさわってよくイライラする
- □ 緊張したときに、ひどく汗をかいたりふるえたりする
- □ ちょっとしたことでも気になってしかたがない
- □ 自分の健康のことが心配でしかたがない
- □ ひどく几《き》帳《ちょう》面《めん》で、きれい好きすぎる
- □ 寝つきが悪かったり、眠っていてもすぐ目が覚めやすい
- □ 毎日くつろぐ時間的余裕がない
- □ 人から神経質だと思われている
- □ いつも緊張してイライラしている
- □ 怖い夢で目を覚ますことがある

ドライマウスを起こす薬（製品名は割愛）

①抗うつ薬

で飲む抗ヒスタミン薬で口が渇くというのは、経験上、知っている人も多いだろうが、それだけでなく、こんなにも多くの薬がドライマウスをもたらしているのである。

　なかでも、不眠症の治療に使われる向精神薬のトリアゾラム（製品名ハルシオン）、抗不安薬のエチゾラム（製品名デパス）、尿もれや頻尿の治療薬である抗コリン作用薬プロピベリン（製品名バップフォー）などは、とくにドライマウスや味覚障害など口の中の不定愁訴を起こしやすいという。

　では、なぜこれらの薬がドライマウスの原因になっているのか。そのメカニズムについて、斎藤歯科医師はこう説明する。

「例えば、抗うつ薬や向精神薬は、感情をつかさどる脳神経にはたらきかけて症状をとっていくのですが、唾液の分泌を促す神経にも作用してしまう。その結果、唾液の分泌が抑えられてしまうと考えられています。また、降圧薬や利尿薬は体内の水分量を減らす作用があるので、それにより唾液の分泌も減ります」

　このほか、抗コリン作用薬は、交感神経を活発にさせるが、交感神経には唾液の分泌を低下させるはたらきがあるため、口が渇くのである。その他の薬もそれぞれに理由があって、唾液の分泌が減る。

　病気の治療のために飲んでいる薬が、ほかの病気を招いていることを、どれだけの人が、医師が知っているのだろうか。

「意識されている人は多くないですね。こうした薬には、添付文書の副作用についての記述の中に、小さな字で『口渇《こうかつ》』と書かれてあります。命に関わる重い症状ではないので、処方する医師もあまり気にしていないというのが本当のところだと思います。実際、ドライマウスの講演をすると、『そういう患者を診たことはない』という医師も少なくありません。ただ、それは薬の影響で口が渇いているという情報が患者さん側に入っていないため、症状があったとしてもそれを主治医に伝えていないからなの

クロミプラミン、イミプラミン、フルボキサミンなど

②抗不安薬
ジアゼパム、アルプラゾラム、ヒドロキシジン、エチゾラムなど

③向精神薬
ハロペリドール、リチウム、トリアゾラムなど

④抗パーキンソン薬
ビペリデン、トリヘキシフェニジル、レボドパなど

⑤降圧薬
カプトプリル、クロニジン、カルベジロールなど

⑥抗ヒスタミン薬
ジフェンヒドラミン、アステミゾール、クロルフェニラミンなど

⑦利尿薬
クロロチアジド、クロルタリドンなど

⑧抗コリン作用薬
アトロピン、スコポラミン、プロピベリンなど

⑨抗けいれん剤
カルバマゼピンなど

⑩鎮痛薬
イブプロフェン、フェノプロフェン、ナプロキセンなど

⑪気管支拡張薬
アルブテロール、イソプロテレノール、イプラトロピウムなど

です」（斎藤歯科医師）

薬が原因でドライマウスになった場合、可能なら薬を変更する、あるいは投与量を減らしてもらうことで、症状が改善できるケースが多いという。「薬を飲むようになったら、口が渇くようになった」と感じるようなら、まずは主治医に相談することが大切だ。

新常識3 口の渇きを予防したいなら「おしゃべり」で筋肉を鍛えよう

次にドライマウスの治療についてだが、まず原因（薬やストレスなど）が分かっている場合はそれを改善することが先決だ。女性ホルモンの低下によるドライマウスであれば、ホルモン補充療法なども一つの方法だ。漢方薬も使われている。

さらに、症状をとるという意味では、保湿ジェルや人工唾液、洗口剤（アルコール無添加）、モイスチャープレートなどを患者の好みによって使うとよい。

表　日常生活での注意点

- 無糖の飲みものを持ち歩き、口が渇いたら補給する
- 部屋を乾燥させない
- 食事をするときは、噛む回数を増やす（よく噛んで食べる）
- 食事をするときは、酸味のあるものをとる
- シュガーレスやキシリトール配合などのガムやアメをなめる
- 口を清潔にする（洗口剤を使う場合はアルコール入りを避ける）
- 軽い運動をする
- 禁煙
- 節酒
- 口のトレーニングをする（60〜61ページのコラム参照）

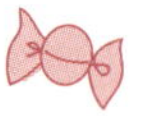

日常生活での注意点（表参照）もあるが、とくに斎藤歯科医師が勧めるのが、井戸端会議だ。

唾液腺から唾液を送り出すポンプの役割をしているのが口の周りの筋肉だ。しっか

ドライマウスの治療
ドライマウスかな？　と思ったとしても一体どこで診てもらったらいいか分からない人も多いだろう。
斎藤歯科医師はまず歯科で診てもらうことを勧めている。まだ数は少ないがドライマウスを診断・治療できる歯科医師が増えている。斎藤歯科医師が代表を務める「ドライマウス研究会」のホームページ（http://www.drymouth-society.com/）には、講習会を受講し、氏名公開の許可が得られた医師や歯科医の連絡先が載っている。

ホルモン補充療法
ＨＲＴともいう。更年期以降に不足してくる女性ホルモン（エストロゲン）を薬で補うことで、エストロゲン低下による不調を緩和させる治療。

り咀嚼《そしゃく》（噛むこと）ができるのも、筋肉があるおかげだ。

「口の周りの筋肉を鍛えることが、ドライマウスの予防や改善につながります。口をよく動かすおしゃべりは、簡単に筋肉を鍛えられる方法の一つ。たわいもないおしゃべりをする井戸端会議なら、ストレスも発散できますから、一石二鳥なのです」（斎藤歯科医師）

新常識4 味覚障害や口臭、歯周病の原因になることも！

ドライマウスは症状としてつらいだけでなく、健康を害するという意味でも大きな問題がある。

唾液には、デンプン質を糖に変える消化作用だけでなく、抗菌作用、粘膜保護作用、歯の保護や再石灰化作用など、さまざまなはたらきがある。人間は1日1・5ℓもの唾液を出すといわれているが、私たちの体にとって、それだけ重要なものだからである。

例えば、口の中が乾燥している状態が続くと、抗菌作用が失われ、口の中に雑菌が増える。

その結果、カンジダ症などになりやすい。むし歯菌や歯周病菌も増殖するため、むし歯や歯周病にもなりやすくなる。また潤滑液としての唾液がないため、舌の上にある味を感じる「味蕾《みらい》」という部分がこすれて、味を感じにくくなったりする。このほか、舌がひび割れたり、痛みが出たりする舌痛症も起こしやすい。当然、食べ物を飲みこむこともたいへんになる。

「口はものを食べたり飲んだり、話をしたりする大切な器官です。そこにつらい症状が起これば、食事も楽しくなくなりますし、人との会話もしたくなくなります。そういう意味でドライマウスはQOL（生活の質）を下げる病気の一つ。『たかが口の渇き』と、あなどってはいけないのです」（斎藤歯科医師）

保湿ジェル・人工唾液・洗口剤・モイスチャープレート
いずれも保湿剤などが入った成分によって、口腔内を潤す。保湿ジェルは口に塗るタイプ、人工唾液は唾液のような成分のものでスプレー式が多い。洗口剤はうがい薬として使う。モイスチャープレートは就寝時に口腔内に装着する保湿装置。

再石灰化作用
唾液にはカルシウムやリンが含まれていて、これらが歯の表面のエナメル質にくっつき、歯を修復（再石灰化）する。

口のトレーニングが 口の乾燥と老化を防ぐ

斎藤歯科医師（本文に登場）がドライマウス専門外来を受診した患者に対し、行っているのが、「口腔筋機能療法（MFT）」を応用したトレーニングだ。唾液の分泌を促進するだけでなく、口の周りのシワやたるみを改善することもできるため、アンチエイジング効果もある。

トレーニングは寝起きや寝る前、入浴中などリラックスしているときに行うとよく、注意点は、①姿勢を正して行う（あごを引き、背筋を伸ばす）②トレーニング後には使った筋肉を休ませる、の二つ。全部で3パターンあり、一つのパターンを1ヵ月続ける。

「トレーニングを3ヵ月、半年と続けていくうちに変化が出てきます。専門外来では、このトレーニングに加え、呼吸法や姿勢などを歯科衛生士が指導する口腔筋機能療法を行いますが、口の渇きや口元のたるみが気になる方は、まずこのトレーニングから始めてみましょう」（斎藤歯科医師）

最初の1ヵ月

①ポッピング

舌の動きを円滑にし、唾液腺を刺激し舌の動きをよくするトレーニング。

舌打ちするように舌先で上あごの天井を叩く。1セット20回を1日2セット行う

②バイト

奥歯（臼歯）で嚙む意識を高め、唾液を分泌する耳下腺や顎《がっ》下《か》腺《せん》を刺激するトレーニング。

頰に両手を添え、口角を上げる。奥歯をしっかり嚙んで「イー」の口にして3秒キープ。1セット10回を1日2セット行う

③ポスチャー

舌の位置を安定させ、口を閉じる習慣をつけるトレーニング。

舌を上あごの前歯の少し後ろにつけてから、ストローを嚙み、口を閉じる。1回5分を1日数回行う

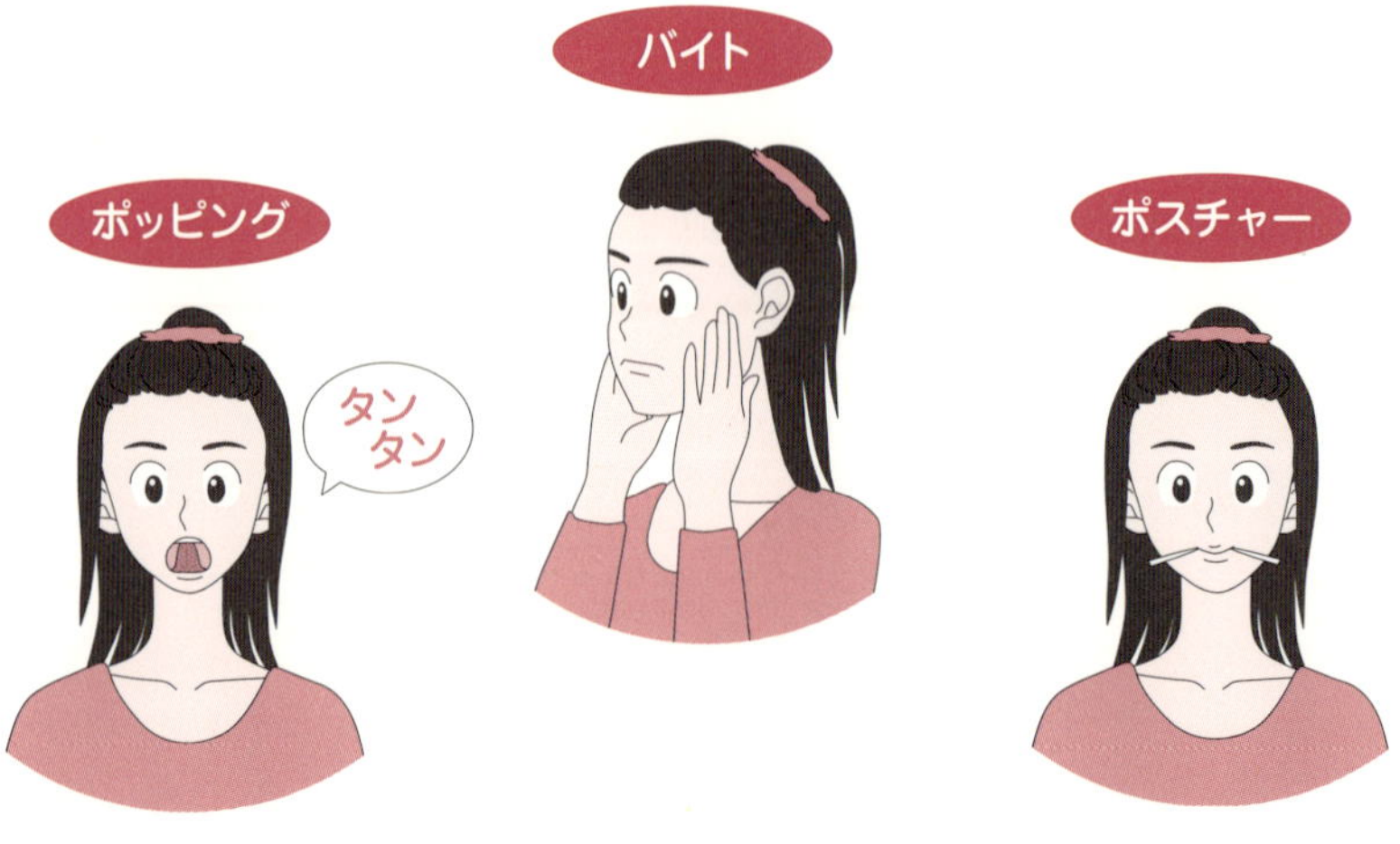

2ヵ月目

①ポッピング
方法は最初の1ヵ月と同じだが、舌小帯（舌の裏と下あごをつなぐスジ状の部分）を引っ張るようにする。1セット20回を1日2セット行う

②スラープスワロー
正しい嚥《えん》下《げ》（飲み込むこと）方法を身につけるトレーニングの一つ
舌を上あごの天井にくっつけ、上の犬歯の後方でストローをくわえる。スプレーで口の片側に水を吹きかけたら、音を立てて吸い、水が溜まったらこのまま飲み込む。反対側も同じように行う。1セット左右10回ずつを1日1セット行う

③リップトレーニング（イーウー）
口の周りの筋肉の強化、口を閉じる習慣をつけるトレーニング
目を開き、人差し指と中指で左右のこめかみを押さえたら、「イー」の口を作り、口角を上げて、上の前歯を見せる。次に「ウー」の口を作る。1セット20回を1日2回行う

④ポスチャー
方法は最初の1ヵ月と同じだが、時間を10分に延ばす

スラープスワロー

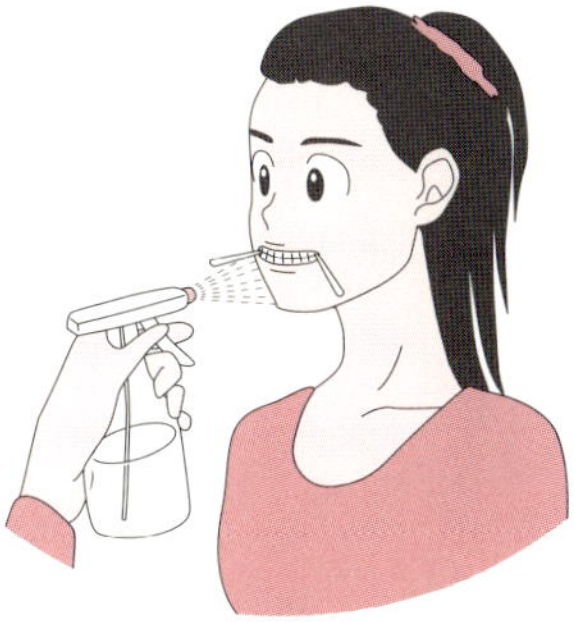

「カッ！」スワロー

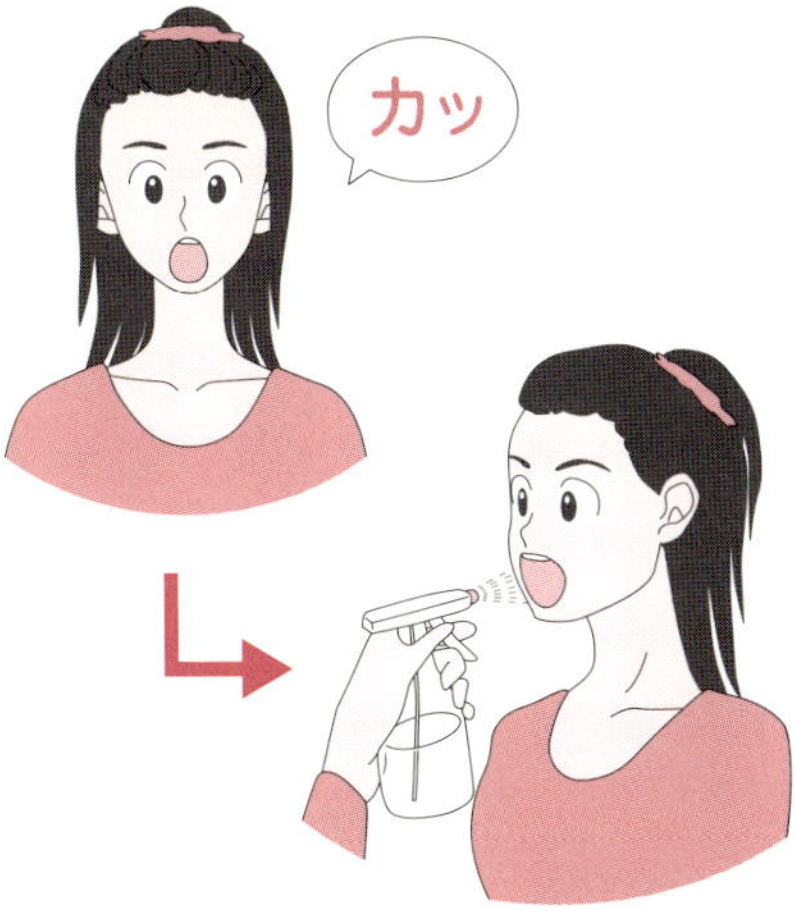

3ヵ月目

①バイトポップ
ポッピングとバイトを合わせたトレーニング。

口角を上げて「イー」の口を作った状態で舌打ちする。1セット 20 回を1日2セット行う

②「カッ！」スワロー
舌の後ろとのどの動きをよくし、嚥下能力を高めるトレーニング
「カッ！」と発音した後、口を開いたままスプレーの水を吹きかけ、それを飲む。1セット5回を1日1セット行う

③スラープスワロー
方法は2ヵ月目と同じだが、1セットの回数を20回に増やす

④リップトレーニング（イーウー）
方法、回数とも2ヵ月目と同じ

⑤ポスチャー
方法、回数とも2ヵ月目と同じ

（斎藤一郎『「現代病」ドライマウスを治す』講談社より）

自分で腰痛を治せる「マッケンジー法」

腰痛は、二足歩行をする人間の宿命ともいえる病気であり、患者数は推定1000万人、女性が訴える自覚症状（有訴者率）では2位になっている。

腰痛といえば、これまでは、「安静にして、痛みが治まるのを待つ」「腰を反らせてはいけない」「腹筋や背筋を鍛えれば、腰痛は予防できる」

などといわれていたが、こんな常識をくつがえす腰痛解消法が、昨今テレビや雑誌などで話題になっているのをご存じだろうか。

この画期的な手法を腰痛治療に取り入れている、お茶の水整形外科機能リハビリテーションクリニック院長の銅冶《どうや》英雄医師に話を聞いた。

新常識1 腰痛の原因は椎間板にある髄核のズレだった

腰痛は、主に体を支える脊椎《せきつい》に何らかの問題が起こったときに生じる症状で、多くは重たいものを持ち上げる、長時間同じ姿勢でいるなど、腰に負担をかける動作などがきっかけになる。

一般には、腰痛で整形外科を受診すると、問診や触診、X線検査などの画像検査が行われて、腰椎椎間板《ようついついかんばん》ヘルニアや腰部脊柱《せきちゅう》管狭窄《きょうさく》症、脊椎分離症・腰椎すべり症などの背骨の病気があるか、あるいは、がん、炎症など、腰痛の原因となっている病気があるかを診る。

ところが、**腰痛を訴える人のほとんどは、こうした検査を受けても明らかな原因とな**

女性が訴える自覚症状
厚生労働省「国民生活基礎調査の概況（平成19年）」より。
同調査によると、女性の有訴者率の上位は、肩こり、腰痛、手足の関節が痛む、頭痛、体がだるい、の順となっていた。前回の調査（平成16年）と上位三つまでは同じだった。ちなみに男性は、腰痛、肩こり、咳《せき》や痰《たん》が出る、鼻がつまる・鼻汁が出る、体がだるい、の順となった。

る問題が見つからない非特異性腰痛、いわゆる「腰痛症」だという。そうなると、具体的な治療法もなく、痛み止めの薬などで症状を抑えたり、コルセットで腰を保護したりする治療で、腰痛をやりすごすしかない。

「ただ、こうした患者さんでも、私たちが行っている治療をやっていくことで、よくなる方がたくさんいらっしゃいます」

と、銅治医師はいう。

なぜ、そんなことが可能なのか。それは、腰痛は次のようなしくみで起こることが理論的に分かってきたからだ。

人間の腰は、イラスト1のように椎体《ついたい》と椎間板が積み重なった状態で並んでいる。椎間板は弾力性のある軟骨組織で、椎体と椎体の間にあって、衝撃を和らげるクッションのような役割をしている。また、椎間板の中には髄核《ずいかく》というゼリー状のやわらかい組織が存在し、外側は線維輪という組織で囲まれている。

イラスト1 脊椎のしくみ

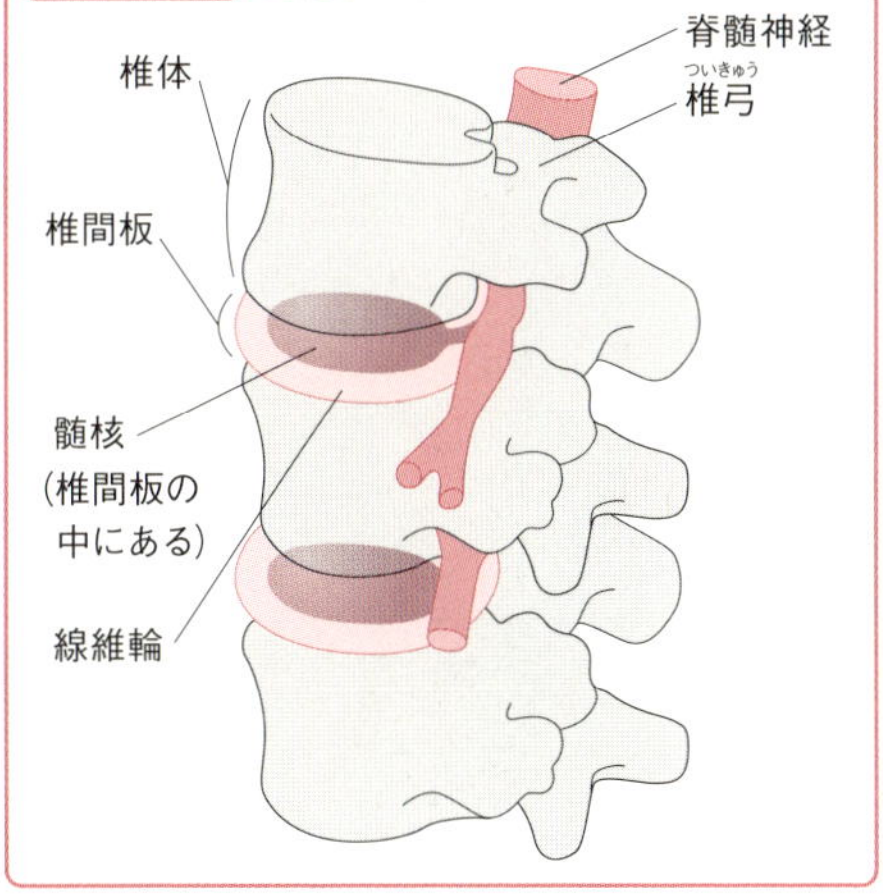

銅治医師によると、**腰痛症の多くは、無理な動作や姿勢などによって椎間板の髄核がずれて、線維輪が傷んで生じるという。**

「このずれた髄核は、適切な方向へ体を動かすことによって、元に戻すことが可能です。そうすれば椎間板のゆがみがとれますから、腰痛を軽くしたり、治したりすることができるのです」（銅治医師）

そのやり方を示したものが、「マッケン

腰痛の原因となっている病気

①腰椎椎間板ヘルニア

椎間板内にある髄核が何らかの理由で押し出された状態。髄核が脊髄神経を圧迫するために痛みが生じる。

②腰椎分離症・腰椎すべり症

椎体の背中側にあって、脊髄神経を囲んでいる椎弓（イラスト1参照）がスポーツのしすぎなど何らかの理由で骨折し、分離した状態。分離した部分が前に滑り出した状態を、腰椎すべり症という。

③腰部脊柱管狭窄症

脊椎の中央にある脊柱管には、脊髄神経や馬尾神経、神経根など多くの神経が通っている。この脊柱管が何らかの理由で狭くなり、神経を圧迫して痛みを起こした状態。

④骨粗しょう症

骨がもろくなった状態で、脊椎が上から押しつぶされる「圧迫骨折」を起こすと腰痛が生じる。

⑤その他

がんの骨転移や炎症（化膿性脊椎炎）などでも腰痛が現れる。

ジー法」だ。

新常識2 腰を反らすなどの動きで痛みがラクになる

マッケンジー法は、1950年代にニュージーランドのロビン・マッケンジーという理学療法士が考案した診療法で、腰痛のほか、首の痛みや関節痛などに有効とされている。まず、特有の方法で、その人の痛みの原因やメカニズムを診断し、必要な改善法を見極める。治療では、一人ひとりの状態に合わせた改善法（エクササイズや姿勢矯正、日常生活上の注意点）を実行するだけだ。

一般的に腰痛の治療といえば、大きく手術と、手術以外の保存的治療の2つに分かれる。保存的治療には、腰を引っ張る牽引《けんいん》療法や患部を温める電気治療、痛み止めの飲み薬や湿布、注射（神経ブロックなど）などがある。こうしたこれまでの保存的治療とマッケンジー法の違いについて、銅冶医師はこう説明する。

「保存的治療の多くは、医師や理学療法士が行っていくことから、患者さんは病院やクリニックなどに足を運ばないと受けることができません。要は受け身の治療です。しかし、マッケンジー法は自ら行うもので、いつでもどこでもできるため、効果も上がりやすいといえます」

腰痛の予防といえば、腰痛体操もあるが、これについては、

「腰痛体操は、万人に同じ体操を行いますが、人によってはその動きが合わないこともあるため、かえって腰痛がひどくなってしまう方もいます。これに対し、マッケンジー法は個々の人の腰痛に合わせた姿勢や医学的なエクササイズを指導します。また、**マッケンジー法は痛みが強いときも、できる範囲で腰を動かしますし、これまで腰に悪いといわれていた『腰を反らす』動きもします。そういう意味ではまったくいままでとは違った腰痛解消法と考えてくださ**

牽引療法
患部を引っ張って伸ばすことで、矯正する治療。

神経ブロック
局所麻酔薬を痛みの発生する神経の周辺に注入することで痛みをとる方法。麻酔科外来、ペインクリニックなどでよく行われている。腰痛の場合は、神経を包む硬膜の外側に麻酔薬を注入する「硬膜外ブロック」が行われることが多い。痛みに対して有効だが、痛み止めと同様、根本的な治療ではないので、薬の効果が切れれば、痛みはぶり返す。

腰痛体操
不良姿勢や筋肉のアンバランスを修正し、腰痛を予防する方法として、広く行われている。基本的には整形外科医や理学療法士などから教わるもの。

い」（銅冶医師）

ちなみに、同クリニックではこのマッケンジー法を治療に取り入れているが、その有効率は9割にも上るそうだ。

新常識3 自分の腰痛に合った腰の動かし方があった

前述したとおり、マッケンジー法は腰痛の状態（髄核のずれ方など）によって行うエクササイズが異なる。同クリニックではマッケンジー法を習得した医師や理学療法士が、まず、患者の腰痛にどの方法が適しているかを診断していくが、それを簡略化させたものが左のチャートだ。

マッケンジー法を試したい人は、まずはこのチャートをやって、自分の腰痛に合っ

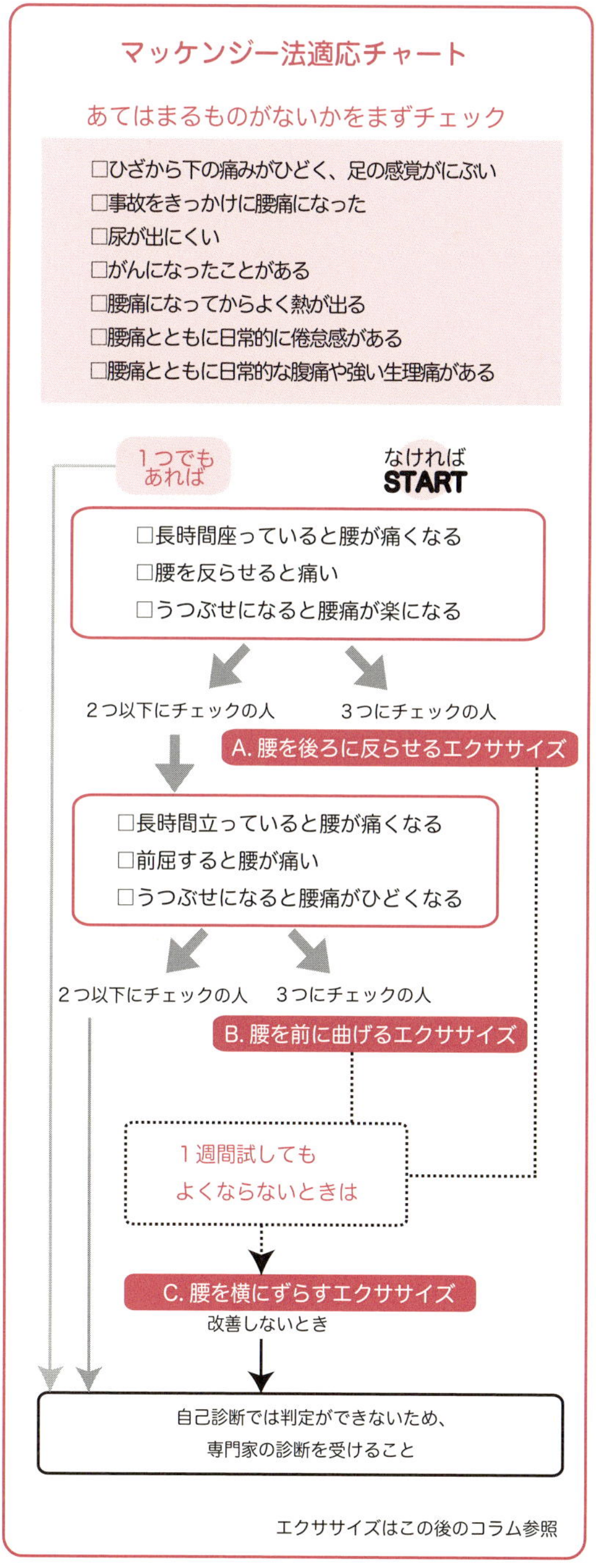
マッケンジー法適応チャート
あてはまるものがないかをまずチェック
□ひざから下の痛みがひどく、足の感覚がにぶい
□事故をきっかけに腰痛になった
□尿が出にくい
□がんになったことがある
□腰痛になってからよく熱が出る
□腰痛とともに日常的に倦怠感がある
□腰痛とともに日常的な腹痛や強い生理痛がある
1つでもあれば
なければ START
□長時間座っていると腰が痛くなる
□腰を反らせると痛い
□うつぶせになると腰痛が楽になる
2つ以下にチェックの人
3つにチェックの人
A. 腰を後ろに反らせるエクササイズ
□長時間立っていると腰が痛くなる
□前屈すると腰が痛い
□うつぶせになると腰痛がひどくなる
2つ以下にチェックの人
3つにチェックの人
B. 腰を前に曲げるエクササイズ
1週間試してもよくならないときは
C. 腰を横にずらすエクササイズ
改善しないとき
自己診断では判定ができないため、専門家の診断を受けること
エクササイズはこの後のコラム参照

たエクササイズを見つけることが大切だ。チャートの結果によっては、マッケンジー法が適していなかったり、手術が必要だったりする腰痛の可能性が高いので、まずはマッケンジー法の専門家に相談を。

「腰椎椎間板ヘルニアなどで保存的治療をされている方、手術をしても痛みなどが残っている方でも、チャートに該当しなければ、マッケンジー法をやってもかまわないと思います」（銅治医師）

マッケンジー法のやり方は後述するコラムのとおり。動かし方のコツや注意点などについて、国際マッケンジー協会公認インストラクターで、理学療法士の岩貞吉寛氏はこう説明する。

「腰痛がある方にとって腰を後ろに反らせる動きは、かなり不安でしょうが、『限界まで曲げ伸ばしをすること』がマッケンジー法では大切になります。なぜなら、動かし方が甘いと効果が出にくいからです。自分の体の声を聞きながら、ゆっくりと動かしていくとよいでしょう」

マッケンジー法は、毎日、２～３時間おきにするのが目安。１週間ほど続けても変化がない、あるいは症状が足先などに広がったときは、横にずらすエクササイズに変えてみる。それでもよくならないときは、運動を中止し、専門家に診てもらうこと。

岩貞氏によると、マッケンジー法が有効なときは、痛む部位が移動して、１ヵ所に集中するようになり、それから症状が弱くなり、最終的に痛みがなくなる「中央化」という経過をたどることが多いという。

「マッケンジー法では、『いまの痛みをなくせばそれでよし』とはせず、腰痛を再発させないことまで考えます。したがって、さまざまな方向への柔軟性を確保するということも必要になります」（岩貞氏）

新常識４ 腰痛の予防は正しい姿勢につきる

銅治医師は、マッケンジー法で、エクサ

マッケンジー法の専門家・国際マッケンジー協会
欧米諸国を中心として世界27ヵ国に支部を持つ大規模な国際組織。日本支部は２００２年に25番目の支部として設立された。国際マッケンジー協会の正規カリキュラムを修了し、認定試験に合格したセラピストが所属する施設が掲載されている。ホームページはhttp://www.mdt-japan.org/

中央化
痛みの強さや部位で、中央化の経過が異なるが、あちこちにあった痛みが腰の中央部に集中してくることがマッケンジー法ではよい兆候とされる。中央化が起こる理由は分かっていない。

サイズ以上に重要なのは「正しい姿勢」だと話す。

「正しい姿勢とは、腰の反っている部分『前わん』を意識して背筋を伸ばし、あごを少し引くというものです（イラスト2参照）。イスに座っているときに猫背になっていれば、せっかくエクササイズで得られた効果も台無しになってしまいますし、腰痛が再発する原因にもなります」

　腰を痛めやすい動作の一つに、床にあるものをとるときが挙げられるが、このときも正しい姿勢で行えば、痛めずにすむ。

　方法は、背筋を伸ばしたまま、ひざだけを曲げてしゃがみ、モノを持ったら少し体を後ろに傾け、ひざを伸ばしながらものを持ち上げるというもの。反動をつけないのがコツ。ものを床に置くときも同様に注意するとよいそうだ。

「さらに、ものを持ち上げる前とその後で、腰を後ろに反らせるエクササイズを数回、行ってください」（銅治医師）

　最後に、「筋肉をつけると、腰椎が支えられるため、腰痛予防になる」といわれるが、銅治医師はそれには否定的だ。

「筋骨隆々のスポーツ選手でも、腰痛で引退せざるを得ない方がたくさんいらっしゃいます。筋力をつけることは悪くありませんが、それが腰痛予防につながるという根拠はありません」

イラスト2 正しい座位姿勢

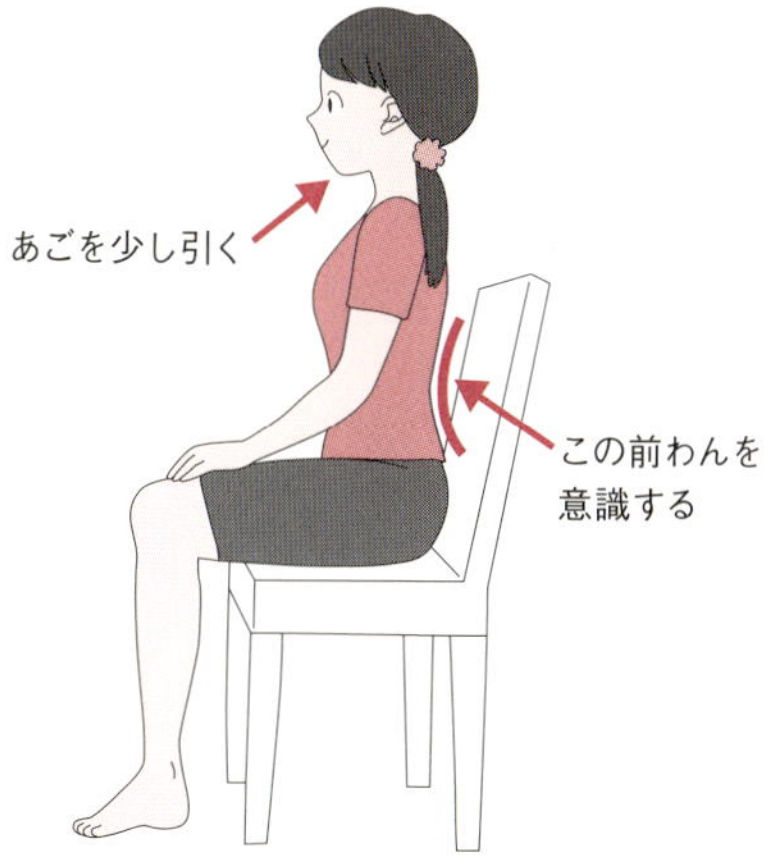

イスの正しい座り方

　ソファや車の座席では、長時間、座っていることが多いが、案外、こうしたイスでは正しい姿勢をとりにくい。その場合、背もたれと腰の間に入れて自然な前わん状態を作り出すランバーロール（腰に当てるクッションのようなもの）を利用するといい。ランバーロールが手に入らないときは、クッションやタオルを丸めて腰に当てることで代用できる。

　そのほか、1時間おきに立ち上がって、腰を反らせるエクササイズ（後述）を5～6回行い、少し歩くようにする。

マッケンジーエクササイズ

マッケンジーエクササイズにはイラストのように3つの方法がある。まずは 65 ページのチャートで自分のタイプを見つけ、それに合った体操をする。
各体操とも1セット 10 回、1日6～8セットを 2～3 時間の間隔をあけて行う。

注意点 このエクササイズを始める前には必ず本文の「新常識 3」の部分を読み、自分に合ったタイプ（A か B）のエクササイズを行うこと。1 週間ほど続けて効果がなければ、C のエクササイズを行う。やり方を間違えたり、違うタイプのエクササイズをしたりすると、痛みが悪化するので注意しよう。

A 腰を後ろに反らせる

①うつぶせになり、顔を左右どちらかに向ける。全身の力を抜き、深呼吸。この姿勢を2～3分保つ

②その後、両手を横に添え、上半身だけ起こす。2～3分この姿勢を保ったら、ゆっくりと最初の姿勢に戻す

①

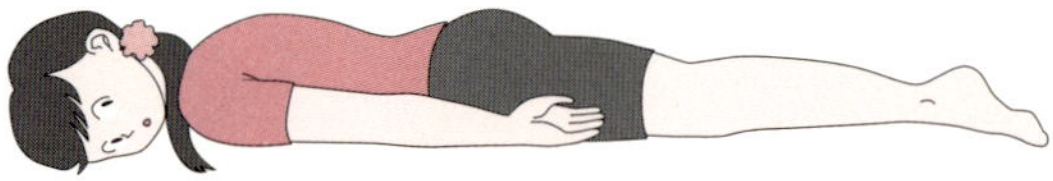

②

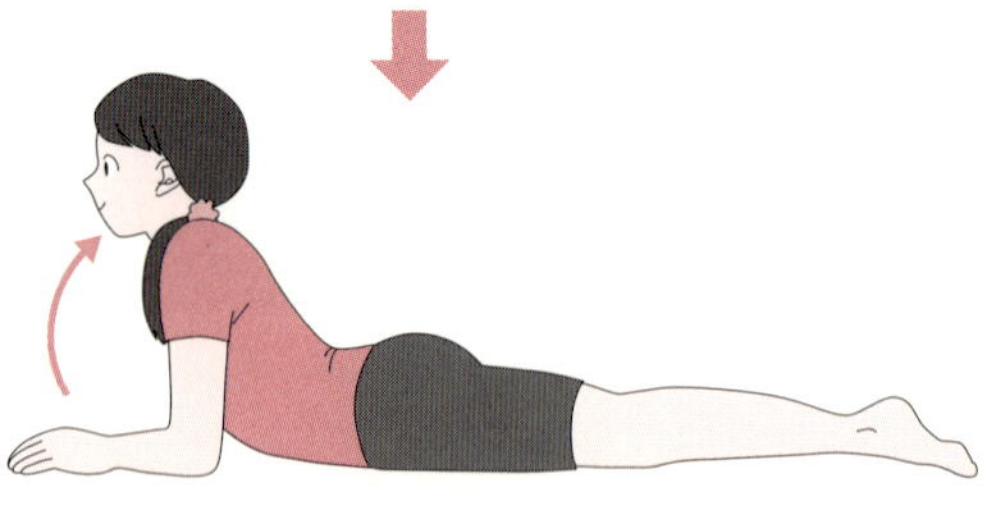

C 腰を横にずらす

①うつぶせになりリラックス。両手は顔の横に肘を曲げておく

②痛みを強く感じる側の「反対側」にゆっくりと腰をずらす

③腕を伸ばして、上半身だけ起こす。痛みに耐えられるところまで起こしたら、2秒キープ。そのあとゆっくりと最初の姿勢に戻す

B 腰を前に曲げる

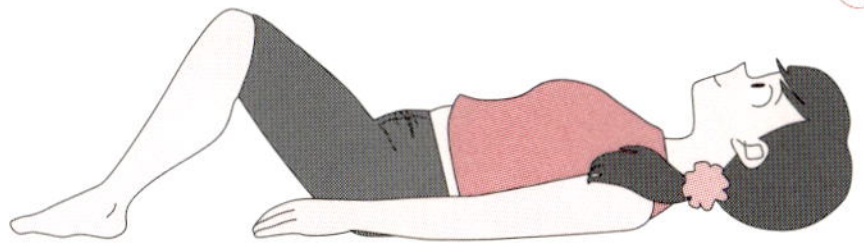

①あお向けになって、ひざを曲げる

②両ひざを抱え、胸のほうにゆっくりと引き寄せる

③痛みに耐えられるところまで曲げたら、２秒キープ。そのあとゆっくりと最初の姿勢に戻す

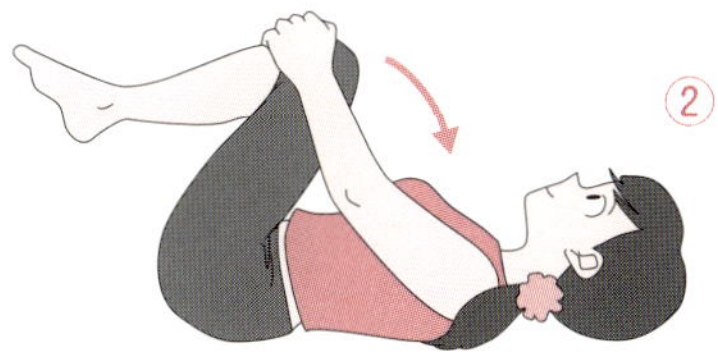

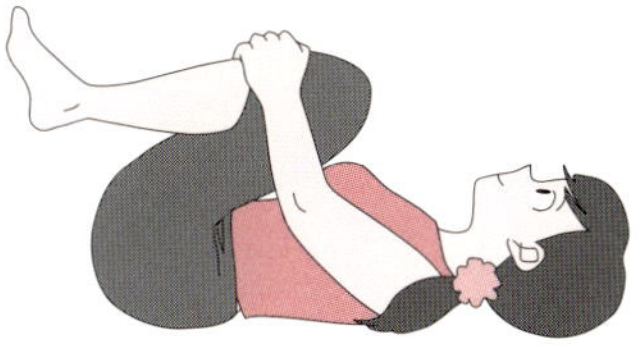

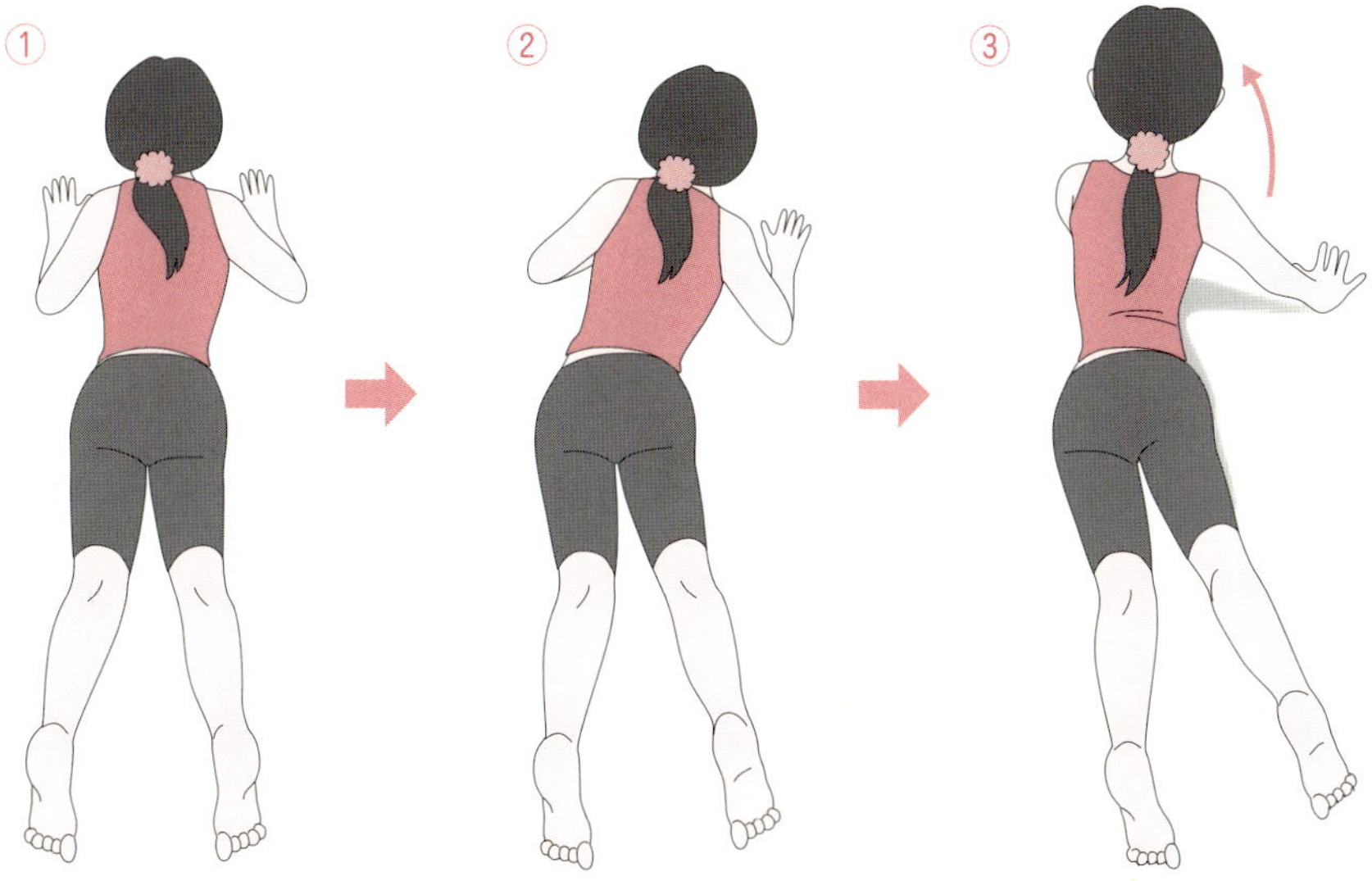

ひざの痛みは動かして治す！

ひざを曲げ伸ばししたときに「ズキン」と痛みが走り、階段の上り降りや、長時間の歩行や運動がつらくなったりしていないだろうか。心当たりがあったら、それはもしかしたら「変形性ひざ関節症」という病気が始まっているかもしれない。

新常識1 「メタボ」はひざの痛みが生じる要因に!?

「変形性ひざ関節症とは、簡単にいうと、ひざ関節の軟骨が使いすぎなどですり減り、骨に変形をきたすことで痛みが生じる『変形性関節症』の一つです（イラスト1参照）。初期の頃は、立ち上がったときや歩き始めたときに軽く痛む程度ですが、そのうちに正座ができなくなります。悪化すると、歩くたびにひざに痛みが起こったり、

イラスト1 ひざ関節のしくみと関節症の原因

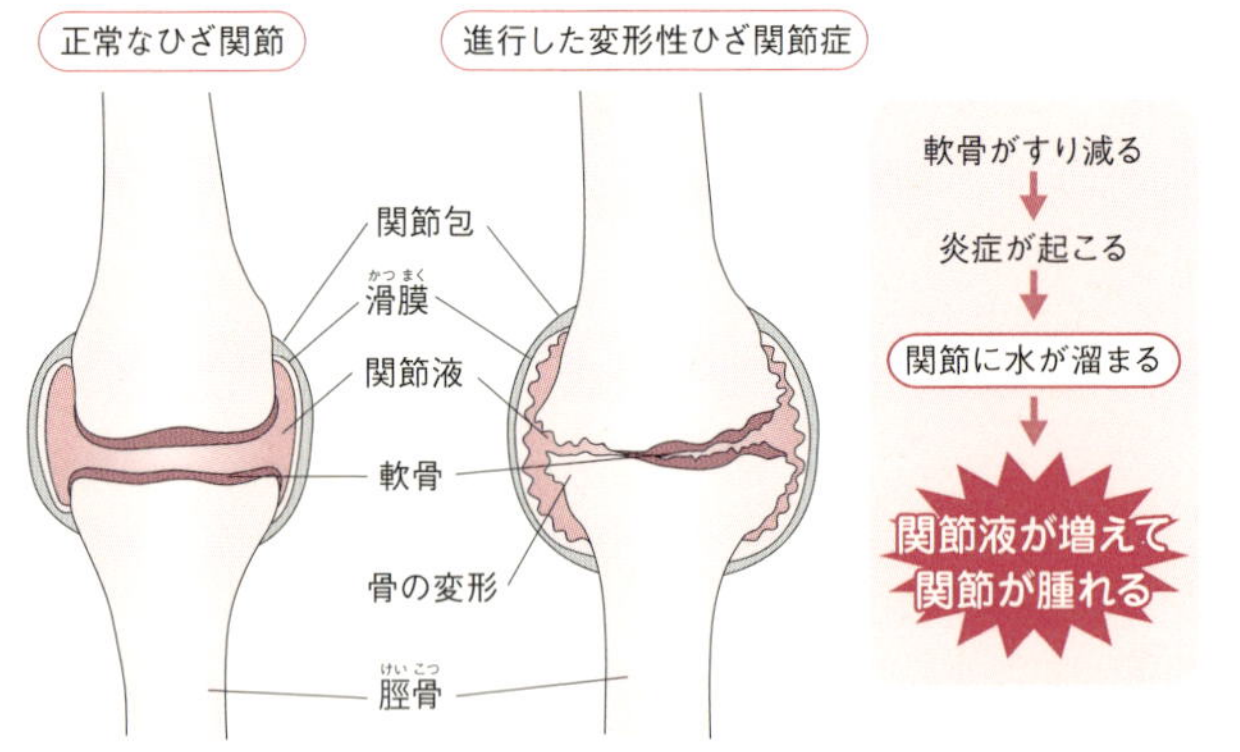

ひざ関節
体の中でもっとも大きな関節。ひざは太ももとすねの骨を結ぶところ。骨と骨は直接、触れているわけではなく、骨の先には軟骨があり、それが合わさって動くようになっている。
関節はまた、関節包という袋に覆われている。袋の内側には滑膜という組織があり、中は関節液という粘り気のある液で満たされている（イラスト1参照）。この関節液が潤滑油のはたらきをするため、関節をスムーズに動かすことができる。

変形性関節症
関節にある軟骨の変性や摩耗や、関節を包む滑膜の炎症などによって、進行する関節の病気。代表的なものとして、変形性ひざ関節症のほかに、変形性股《こ》関節症（コラム参照）がある。

変形性ひざ関節症チェックリスト

歩き始めるときに、ひざに痛みがある	□
階段の上り降りのときに、ひざに痛みがある	□
立ち上がるときに、ひざに痛みがある	□
正座がしづらい	□
ひざに水が溜まって腫れる	□
朝起きたときに、ひざがこわばる	□
ひざの内側を押すと痛みがある	□

上記にチェックが１つでもあれば変形性ひざ関節症の可能性あり

夜、就寝中に寝返りを打っただけでも痛みが出たりするようになります」

こう話すのは、虎の門病院整形外科部長の山本精三医師だ。最近どうもひざが痛い、違和感がある……。そんな症状に心当たりのある人は、まずは右のチェックリストで確認してみよう。

変形性ひざ関節症の原因は、山本医師の言葉のように「使いすぎ」が大きいが、ひざに過度な負担がかかるのも、それと同じくらい重要な原因とされる。

「なかでも肥満はよくありません。変形性ひざ関節症と深く関わっています」

と山本医師。ひざは、股関節などとともに体重を支えている重要な場所だ。単純に50kgの人と80kgの人を比べれば、後者のほうがひざへの負担が大きい。

「とくに20代の頃と比べて、40代、50代になってグッと体重が増えた方は、いままでかかったことのない負担が急にひざにかかるので、変形性ひざ関節症の進行が加速しやすいようです」（山本医師）

少し前からメタボリックシンドロームという病態が問題視されているが、そういう意味では変形性ひざ関節症は、メタボリックシンドロームがもたらす関節症状といえるだろう。

もちろん変形性ひざ関節症の要因は、肥満だけではなく、加齢による軟骨の弾力性

肥満と関節

股関節とともに体重を支えているのがひざ関節。歩いているときにひざには体重の2〜3倍の荷重がかかるといわれている。つまり、体重が50kgの人の場合、ひざにかかる荷重は100〜150kgにもなる。また、体重が10kg増えると、ひざへの負担は20〜30kg増えることになるので、肥満はひざ関節への負担を増大させる要因になる。

メタボリックシンドローム

おなか回りに脂肪がつく「内臓脂肪型肥満」によって、高血糖や脂質異常症（高脂血症）、高血圧が引き起こされる状態。病気が重複すると心臓病や脳卒中など、命に関わる病気を招く恐れがある。わが国では平成20年4月から40歳以上の被保険者・被扶養者でメタボリックシンドロームに該当している人に対し、生活習慣病予防のための健診・保健指導が実施されている。

の低下、軟骨の強度が弱いというもともとの体質、筋力の低下なども挙げられる。

この病気が男性より女性に発症率が高いのは、更年期を迎えるとともに女性ホルモンのバランスが崩れて、脂肪がつきやすくなり、体重が増えるという要因もあるが、もともと男性より筋力が弱く、関節を支える力に乏しいという理由もある。

新常識2 まずは薬で痛みをとる 減量も重要

変形性ひざ関節症は、「どんなときに痛むのか」などを聞く問診や、患部を触ったり、動かしたりする触診、X線でひざ関節の変形状態を見る画像検査などから総合的に診断され、重症度が決まる。

治療の基本は保存療法で、痛みがひどく、歩行障害があるなど、日常生活に支障が出ているときは、手術を行うこともある。BMIが高い人では減量も必要だ。山本医師のところでは、患者に市販されている食品のカロリーブックを購入してもらい、基礎代謝に合わせてカロリー制限をしてもらっているそうだ。

保存療法では、塗り薬や貼り薬の痛み止めを使ったり、ヒアルロン酸やステロイド薬を関節内に注射したりする薬物治療や、大腿四頭筋を鍛えるトレーニングなどの運動療法（後述）を実施する。

痛みをとるための保存療法のうち、山本医師がよく用いているのは、ヒアルロン酸の関節注射だ。ヒアルロン酸はもともと皮膚や関節、目などに含まれている成分で、関節の中で潤滑油やクッションの役割を果たし、関節がなめらかに動くのをサポートする。変形性ひざ関節症の患者は、加齢などによってヒアルロン酸の量が減っていることが多いため、それを補って関節の滑りをよくさせる。ヒアルロン酸には抗炎症作用もあるため、同時に痛みや腫れを抑えることができるという。

「ひざの治療に関して、患者さんが何より

更年期
14ページ脚注参照

BMI
ボディ・マス・インデックス（体格指数）といい、国際的に有名な肥満度を示す計算方法。「体重（kg）÷身長（m）の2乗」で計算され、18・5から25未満が正常範囲とされている。

基礎代謝
体を動かさずじっとしていても使われるエネルギーのこと。生命活動を維持するエネルギーとされ、成人女性では1200キロカロリー前後となる（体重や筋肉量によって多少異なる）。

大腿四頭筋
太ももの筋肉のこと。体の中でもっとも大きくて強い。

O脚
両足を揃えて立ったときに、左右のひざがくっつかず、開いている状態。変形性ひざ関節症になると、ひざ関節の内側の軟骨が削れて変形するため、O脚になりやすい。

望んでいるのは、痛みからの解放です。ですので、治療では痛みをとることを優先するようにしています。痛みがとれれば自然と運動量も増え、減量や肥満防止にもつながります」（山本医師）

O脚になっている人には、それを矯正するために靴に足底装具を入れ、そのほかにひざを温めるサポーター、杖などを用いる装具療法を勧めることもある。

「こうした保存療法を3ヵ月ほど続けてみて、それでも痛みがひどくて日常生活に支障をきたすような場合に、手術を行うのが一般的です」（山本医師）

手術は、関節鏡手術、人工ひざ関節置換術、高位脛骨《けいこつ》骨切り術などが行われている。軽度の場合は、ひざ関節を関節専用の内視鏡（関節鏡）でのぞきながら、軟骨の損傷部分を取り除く関節鏡手術が試みられ、重症の場合は、患部を人工の関節に置き換える人工ひざ関節置換術が実施される。

新常識3 動かして治す 運動療法が理想的

ひざが痛いと、外出したり、体を動かしたりするのがおっくうになってしまいがちだが、変形性ひざ関節症の場合は、無理をしない範囲でひざを動かすことが大事だ。

関節の中には関節腔《くう》というすき間があり、そこには関節液という体液がたくわえられている。**軟骨はほかの体の組織と違い、血液ではなく、関節液から栄養や酸素が供給される。軟骨に栄養などを染みこませるためには、関節を動かして、関節内の圧力を変化させる必要がある。つまり、軟骨に栄養を与え、関節の健康を保ったり、痛んだ関節を修復させたりするためには、ひざ関節を動かす運動療法が大切だといえる。**

運動療法には3つの方法がある。

1つめはウォーキングだ。少し汗をかき、息が切れるようなスピードで、30分ほど平地を歩くのが理想。痛みが強くなってきた

足底装具

O脚では、ひざ関節の内側の一部だけがすり減っていることが多い。その場合、靴に足底板という装具（中敷き）を入れてO脚を矯正する治療が行われることがある。変形の進行が防げ、痛みも和らぐ。

人工ひざ関節置換術

人工ひざ関節置換術は、関節を金属やポリエチレンなどの素材でできた人工関節に置き換える手術だ。人工ひざ関節の耐久性は20年ほどといわれているので、いまのところ、手術は高齢になってから行うケースが多い。すねの骨を少し切り、O脚を矯正（角度の調整）し、ひざの内側にかかる負担を軽減させる。

高位脛骨骨切り術

変形したひざ関節の脛骨の変形した部分を切り、まっすぐにつなぎ直す手術。

らその都度、休息をとる。

　2つめは筋力強化で、イスに座ってひざを伸ばす運動(イラスト2参照)をすると、大腿四頭筋を鍛えることができる。伸ばしているひざに力を入れるのが、この運動のポイントだ。

　3つめはストレッチ(柔軟運動)だ。硬くなったひざ関節やその周りの靱帯《じんたい》、筋肉などに柔軟性をもたらすことが目的。痛みのない範囲で、反動をつけず、ゆっくりと曲げ伸ばしをしていく(イラスト2参照)。

　水中ウォーキングも大腿四頭筋の強化や減量などに非常に有効だ。水の抵抗を十分感じながら歩幅を少し大きめにしてゆっくりと歩くのがポイントで、20分~1時間を目安にする。流水プールなら、流れに逆らわず、背中に水圧を感じながら歩くとよい。水中ウォーキングに慣れてきたら、さまざまな水中運動を取り入れてもよいだろう。やり方は施設の指導員などに聞いてみよう。

イラスト2　ひざを伸ばす運動とストレッチ

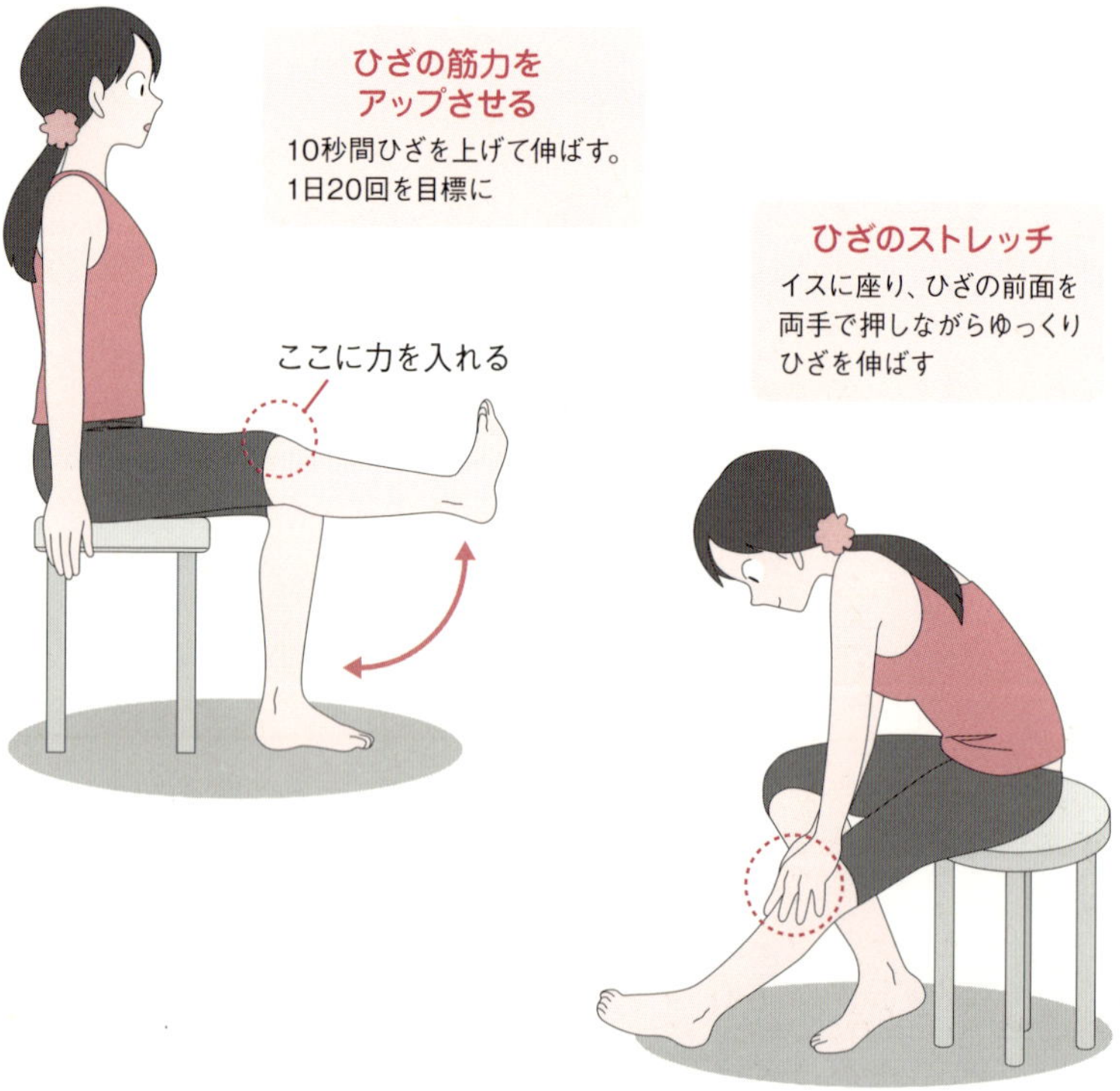

ひざの筋力をアップさせる
10秒間ひざを上げて伸ばす。
1日20回を目標に
ここに力を入れる
ひざのストレッチ
イスに座り、ひざの前面を両手で押しながらゆっくりひざを伸ばす

COLUMN

股関節の病気「変形性股関節症」は40代〜50代で注意が必要

女性が注意したいもう一つの変形性関節症は、変形性〝股関節〟症だ。ある調査によると、女性の有病率は2〜7・5%で、男性より女性に起こりやすい病気の一つだ。

変形性股関節症は、股関節の軟骨がすり減ることによって起こる。初期はイスから立ち上がったときや歩き始めたとき、長時間運動したり歩いたりした後に、太ももの後ろやおしり、足の付け根などに痛みが生じる。悪化してくると、痛みだけでなく、股関節が変形して歩きにくくなったり、足の付け根が硬くなってきたり、左右の足の長さが違ってきたりする。そうなると、前かがみで靴下をはいたり、足の指の爪を切ったりすることが困難になる。

原因は変形性ひざ関節症と同じく、肥満や運動のしすぎ、先天性のものなどが挙げられる。とくに、股関節にかかる負担は歩行なら体重の3〜4倍、ジョギングなら4〜5倍、階段昇降なら6〜9倍となるため、肥満は大きな発症要因となっている。

治療法も変形性ひざ関節症とほぼ同じで、薬物治療や運動療法、減量などの保存療法と、骨切り術（自分の骨を利用して、変形した関節を改善する手術）や人工股関節置換術（すり減った股関節を人工の股関節に置き換える）などの手術がある。初期の変形や症状が軽いときなら保存療法が適応となるが、重症化してしまうと手術をするしか治す方法はない。

この人工股関節置換術で、いま話題になっているのが、「最小侵襲手術（MIS）」だ（写真参照）。MISで高い実績を誇る石部基実《もとみ》クリニック院長の石部基実医師は、

「従来の手術は足の付け根の外側を20㎝近く切っていましたが、MISの傷はたったの7〜8㎝です。傷が小さいので手術は難しくなるのですが、当院ではナビゲーションシステムを併用しています。ミリ単位で測定した患者さんの股関節の情報と、手術器具の先端にある発信機の情報が重なってモニタに映し出されるナビゲーションシステムで、術者は画面を確認しながら作業を進めていきます。患者さんへの負担が少ないので、入院期間も短くてすみます」

と話す。一般的な人工股関節置換術の適応は、45歳ぐらい以上で重症な人。人工股関節の耐久性は10〜15年といわれていて、ゆるんでくるなどしたら、再置換が必要になる。

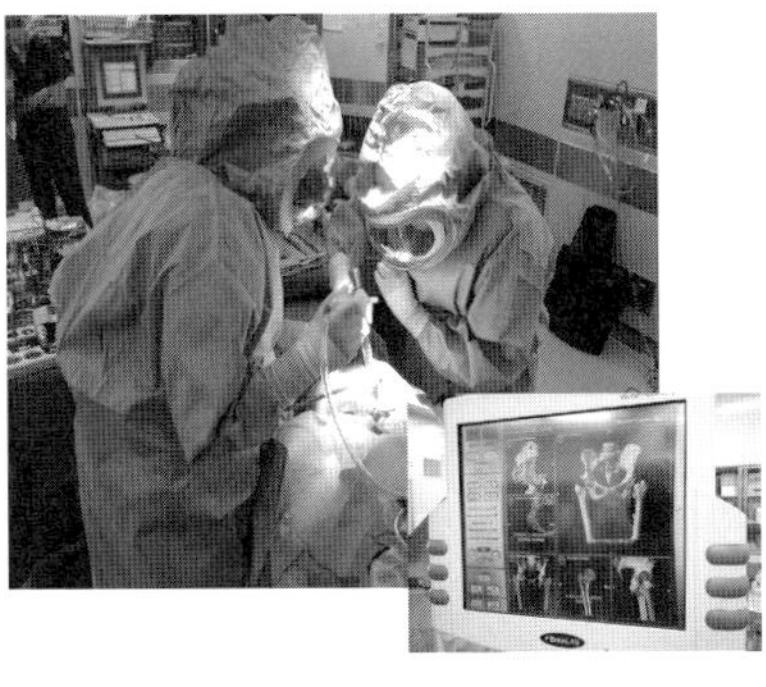

石部医師が最小侵襲手術を実施している様子

靴選びを間違えると、足が変形する！

足の親指の付け根が外側に曲がり、歩くと痛む……。こんな症状に心当たりのある人は多いはずだ。それでも「病院へ行くほどではない」と考え、よほどの痛みでない限りそのままにしている人が大半ではないだろうか。だが、外反母趾《がいはんぼし》を甘く見てはいけない。悪化するとじっとしていても足が痛み、靴さえ履けない状態になる。

では、手遅れになる前にどんなことに気をつければいいのだろうか。外反母趾の治療を長年手がける高田馬場病院の町田英一医師に話を聞いた。

新常識1　外反母趾は足の親指ではなくかかとの病気である

外反母趾は女性に多い病気だ。男女比はおよそ1対10。驚くことに、中高年女性の約半分は、多かれ少なかれ後述するような外反母趾の症状があるともいわれる。ところが、患者がこれほど多いにもかかわらず、この病気の実態について知っている人は意外に少ない。

「そもそも外反母趾は、『鼻緒のついた草履を履いていればよい』というほど単純な病気ではありません。**まず知っておいていただきたいのは『外反母趾は足の親指の病気ではない』ということ。親指の症状は、結果にすぎません**」

と町田医師は話す。外反母趾の足を上から見ると、確かに足の親指の付け根が外側に出っ張っているだけのように見えるが、実際にはそれよりはるかに複雑な変化が足に起きているのだ。

町田医師によれば、外反母趾の患者には、

外反母趾

一般的には「母趾（足の親指）の付け根が外側に曲がる病気」だが、実際には母趾の水平方向の傾きだけではなく、足全体と親指により複雑で立体的な変化が起きる（本文参照）。痛みは外反母趾角（母趾の角度）が25度以上になると出やすくなる。

原因は遺伝的な体質と、靴や筋肉のアンバランス、運動不足など環境によるものが半々といわれる。血液型のように明らかに遺伝するわけではないが、足の形は親子で似ていることが多いため、遺伝傾向があることも否定できない。

鼻緒のついた草履を履く

「外反母趾を矯正し、悪化を防ぐためには、足の指が開く草履がいい」と一部ではいわれている。

外反扁平足が圧倒的に多い。足の筋力のバランスが崩れ、かかとが少しずつ内側に傾いて土踏まずが下がってしまうのだ。

「靴の底を後ろから見たときに、かかとの外側がすり減っているのは正常。内側がすり減っている人は、歩いているときにかかとが内側に傾いている証拠ですから、気をつけたほうがいいですね」（町田医師）

外反扁平足になると、足の底面のアーチがなくなり、やがては開張足になって親指の付け根が開いた状態になる。この開張足の症状がある人は『外反母趾予備軍』といってよい。そして、これをそのままにしておくと、親指が内側に回旋しながら外側に向けて出っ張ってしまうのである（イラスト1参照）。

「こうした症状は、足を止めた状態で観察しただけでは見つからない場合もあるので、患者さんを診察するときは、必ず裸足で歩いてもらいます。立ち止まった姿勢で外反扁平足がない人でも、歩く過程で地面を足で踏みつけるたびに、かかとがカクッと内側に傾き、扁平足の状態になる人は多いのです」（町田医師）

イラスト1 外反扁平足・開張足の症状

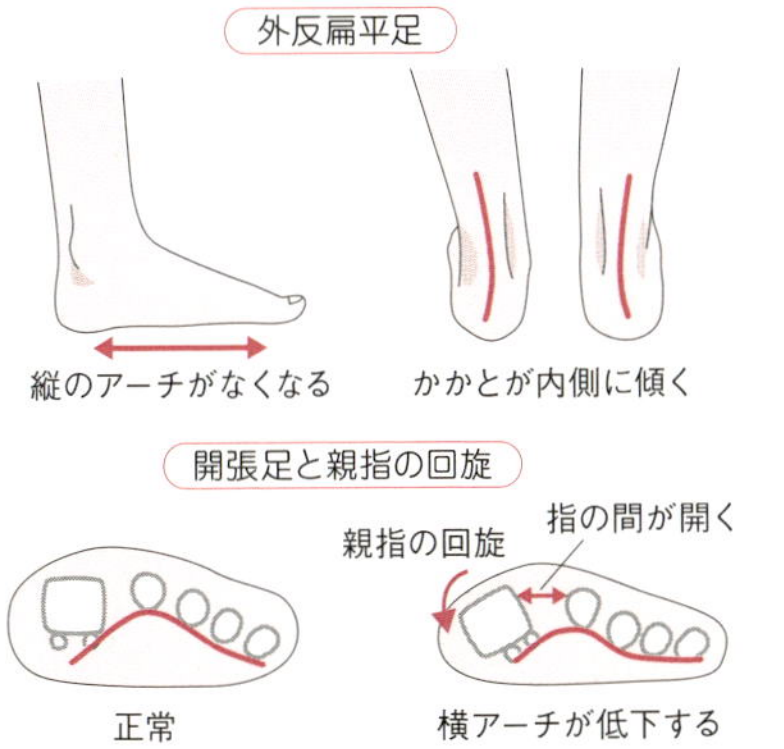

（足と靴の医学ホームページより）

新常識2 親指の曲がり具合と痛みの強弱は関係がない

では、外反母趾になるとどんな症状が出るのだろうか。

よくいわれる「親指の付け根の痛み」は、

外反扁平足
かかとが内側に傾いた結果、足の裏が外側を向き（外反足）、土踏まず（足裏の縦方向のアーチ）がなくなった状態（イラスト1参照）。

開張足
足の横方向のアーチがなくなり、足指の付け根の間隔が開いた結果、足の甲の部分が横に広くなった状態のこと（イラスト1参照）。外反母趾や足裏のタコ・ウオノメなどの原因にもなるほか、運動などで足に激しく負荷がかかると、中足骨（足の甲の部分にある5本の骨）の疲労骨折を引き起こすこともある。

主に骨棘《こつきょく》と呼ばれる骨の出っ張りが原因だ。靴に圧迫される部分の骨に突起ができ、それが神経に当たって痛みが生じる。
「骨棘の形は丸かったりカリフラワー状だったりと、人それぞれです。なかには『骨棘』の名のとおり、触るとチクチクするとげのようなものが出ているものもあります」（町田医師）

一般的に外反母趾では、曲がった親指の角度によって重症度が決められているが、実は角度と痛みの程度はあまり関係ない。軽度にもかかわらず激しく痛むことも、またその逆の場合もあるそうだ。

痛みのほかにも外反母趾が原因で起こる症状は多い。指が伸びなくなってハンマーのように固まってしまうハンマートウは、重度の外反母趾の患者に多い症状。また、足の一部分に体重がかかることで、足の裏にタコやウオノメができたり、足の親指の回旋が原因で巻き爪や陥入爪《かんにゅうそう》になったりすることもある。

「注意すべきは、これらの症状がすべてセットで起こる場合もあるということです。しかし、それぞれの症状について対策を講じても、開張足の治療をしなければ根本的な解決にはなりません」（町田医師）

新常識3 最適な靴作りが治療の第一歩に

治療は、整形靴を用いた歩き方の矯正と手術の2つに大きく分けられる。症状が軽ければ歩き方の矯正のみを行い、痛みがひどければ手術が必要となる。

整形靴とは、一人ひとりの足の形に合わせて作られた医療用の靴のことで、これを使えば歩き方を矯正することができる。市販のスポーツシューズを補強したり、コンフォートシューズを購入し、義肢装具士に自分の足にフィットした中敷きを作ってもらってもよい。

「一番のポイントは、内側に寄りがちな足裏の体重の分布を修正すること。そのため

親指の角度
20度以上の場合は「軽度」、30度以上は「中度」、40度以上なら「重度」とされることが多い。

ハンマートウ
足の指が折れ曲がり、伸びなくなってしまった状態のこと。足のクッション作用が大きく低下してしまうため、地面からの衝撃を受けやすく、わずかな運動でも痛みが起こりやすい。症状が悪化すると、歩行困難になることもある。

巻き爪
爪が「の」の字のように横方向に湾曲した状態。爪切りの際の深爪や、靴による過度な圧迫が原因で起こる。

陥入爪
爪の角の部分が足指の軟部組織に食い込み、炎症を起こした状態。巻き爪と同様、深爪や靴の圧迫が原因で起こる。

には、その方の足の形に合った中敷きが必要なのです」（町田医師）

一方の手術だが、外反母趾の手術の種類は非常に多く、百数十種類もあるといわれている。代表的なものはアメリカで考案された「シェブロン法」と呼ばれる方法だ。親指の付け根部分の骨をV字に切って親指を正常な位置に戻し、人体に吸収される特殊なピンを使って固定する。骨を切る位置は、親指の傾き具合によって異なる。

「手術の目的は2つ。痛みのもとである骨棘を削ることと、開張足を治すことです。従来は全身麻酔や腰椎《ようつい》麻酔で行う大がかりなものが主流でした。現在、私のところでは『足関節ブロック』と呼ばれる局所麻酔を行っていますが、それでも安全に手術することができます」（町田医師）

手術では2週間から1ヵ月と、少し長めの入院が必要。手術後は患部が腫れるため、常に足を上げておく必要があるからだ。また、転倒の危険を避ける意味もある。

「もっと早く退院したいと希望される患者さんもいますが、とくに女性はちょっとした用事があるだけでもまめに動いてしまうので、病院で日ごろの雑事から離れて安静にしていたほうがいい。最低でも、一人でコンビニに買い物に行ける程度に回復するまでは入院を勧めています」（町田医師）

そして町田医師のもとでは、手術後も整形靴を使用する。手術をしても、かかとの傾きや外反扁平足といった外反母趾の根本原因が解消されたわけではない。正しい足の姿勢を保たなければ、いくら手術をしても再発の可能性が高い。

手術後もこうやってフォローアップしてくれるような医療機関で治療を受けるためには、どうしたらいいのだろうか。

「整形外科で相談するのが基本ですが、一般的に外反母趾の手術はあまりやられていないのが現状です。日常生活に支障をきたすほどの痛みがないのであれば、インターネットなどで整形靴を作っている靴屋を探

コンフォートシューズ

足の健康に配慮して作られた靴。見た目のよさを優先してデザインされた一般的な靴とは違い、どんな足の形状にも合うように作られており、自分に合ったものを選べば、快適な履き心地が得られる。

有名なのはドイツやスイスなどのメーカーのもの。最近では一般の靴専門店でも手に入るようになったが、近くの靴屋で手に入らない場合はインターネットでコンフォートシューズ専門店を検索してみるとよい。

入院

巷では外反母趾の日帰り手術を謳う医療機関もあるが、町田医師は「日帰りのメリットはほとんどない」と断言する。「日帰り手術はアメリカでよく行われていますが、あれは病院の近くに患者さんのための宿泊施設があるからできること。日本では転倒の危険を冒してまで日帰り手術を受けることは勧められません」

して自分だけの一足を作るのも一つの方法ですね。もし痛みがひどいようなら、日本足の外科学会のホームページを参考に、近くの専門医を探してみてはどうでしょうか」（町田医師）

新常識4 とにかく予防が大事！ 市販の対策グッズに効果なし？

市販されている外反母趾用の対策グッズについて町田医師は「外反母趾を解消する手段としてはあまり意味がない」と指摘する。

「親指の形を一時的に変えるだけでは、症状は緩和しても根本的な解決にはなりません。指の間に小さなものを挟むのはかまいませんが、あまり大きいものになると親指にかかる負担が今度は隣の第2指にかかるようになり、弊害も大きくなるでしょう」

町田医師が予防として勧めているのは、**足の外側を使い、内側（土踏まず側）を持ち上げながら立つ運動だ（イラスト２参照）。これを何度も繰り返すことで、土踏まずのアーチを作る「後脛骨筋《こうけいこつきん》」を鍛えることができるという。**

だが、それ以前に大切なのは、自分の足に合った靴を選び、普段からバランスのとれた歩き方を心がけること。コラムを参照に、自分の靴が〝足の健康〟のために本当によいものなのか、一度見直してみてはいかがだろうか。

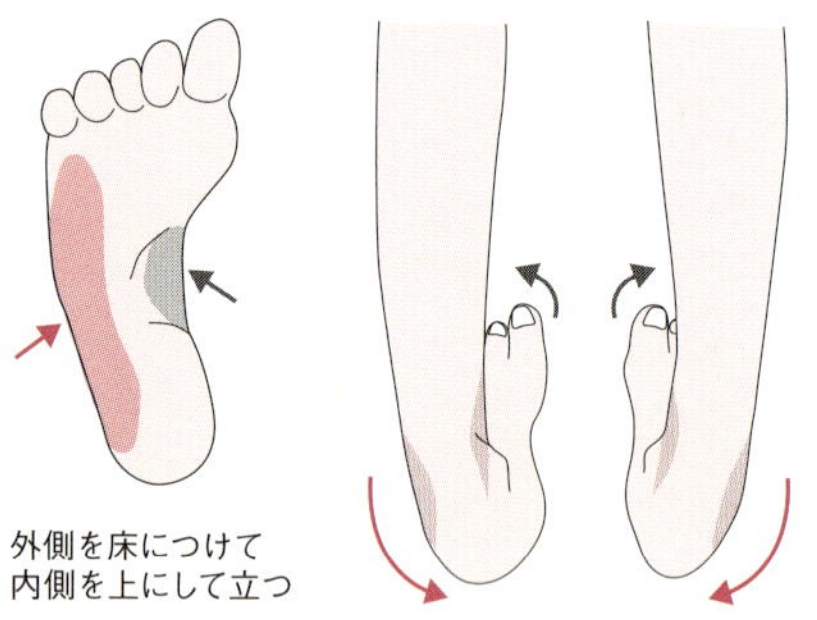

イラスト２ 後脛骨筋の運動

中敷き
インソール。外反母趾患者の中敷き製作には健康保険が適用される。高田馬場病院での製作費用は3割負担の場合、採型料が４２００円、製作料が１万１３４０円（２０１０年４月現在）。

日本足の外科学会
足の外科に関する基礎や臨床研究の発表などを行い、足の外科の進歩普及に貢献している団体。足の外科専門の医師を検索できるが、内反足や関節リウマチなどが専門で、外反母趾手術は行っていない医師もいるので、まずは個別に問い合わせたほうがよい。ホームページはhttp://www.jssf.jp/

後脛骨筋
ふくらはぎから内くるぶしとアキレス腱の間を通り、足の骨の中央部にまでつながる筋肉。足の縦方向のアーチを作るために重要なはたらきをする。

COLUMN

最適な靴は一人ひとり違うもの 正しい靴の選び方

「市販の靴は、全体の7割の人に合うように作られているといわれています。これが大量生産の限界。しかし、足の形は人によりさまざまで、入れ歯や眼鏡と同様、最適な靴は一人ひとり違うものなのです」

と町田医師（本文に登場）はいう。

そうなると、完全オーダーメードで靴を作るのが理想だが、なかなかそうもいっていられない。では、市販の靴を選ぶ際にはどんなことに気をつけるべきなのか。町田医師に靴選びの主なポイントを3つ挙げてもらった。

【市販の靴を選ぶポイント】

①かかとの安定性

歩く際にかかとをしっかり支えてくれるものを選ぶ。かかと部分の面積が広く、安定しているものがよい。ハイヒール（とくにピンヒール）、ミュールはかかとをしっかり支えられないため、好ましくない。

②土踏まずをしっかり支えてくれる

土踏まずが下がることを防ぐために、中敷きの土踏まずの部分が足を立体的に支えてくれるものがよい。

③靴のコシ

足の甲から土踏まずの部分に適度な締め付け感があるものを。ひも靴なら履くたびにひもを適度に締めるぐらいの結び方がよい。

市販の靴は、多くの人の足に合うように柔らかい素材が好んで使われているが、これは外反母趾対策の点からいえばあまり好ましくない。歩くときに足の力を地面に効率よく伝えるためには、その力を受け止める靴に適度な硬さが必要だからだ。巷でよくいわれる「ゆるい靴を履いていれば外反母趾にならない」というのは、実はまったくの間違い。

もちろんそうはいっても、女性ならときには「足元のおしゃれ」も楽しみたいもの。靴選びはTPOに合わせることを前提に、ハイヒールやミュールを履く時間は必要最小限にとどめるように工夫するとよいだろう。

歩くための靴の条件

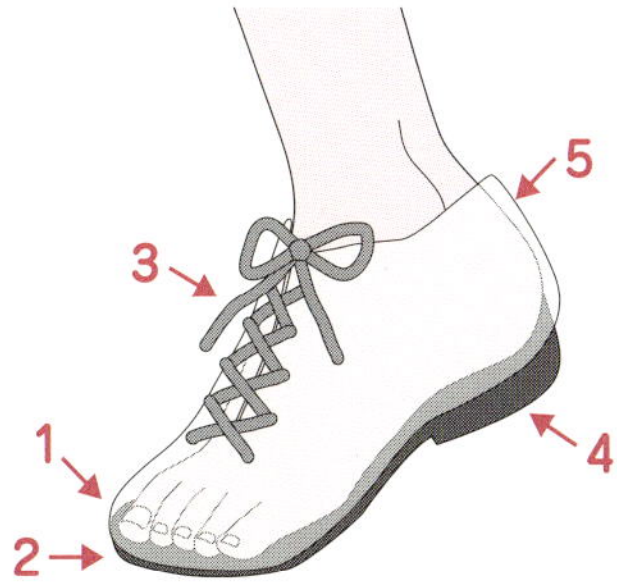

1．つま先に余裕があり、指がある程度自由に動かせる
2．靴底の先が少し丸くなっている
3．ひもか付け外しが容易なテープで足の甲をしっかり固定できる
4．靴底のかかと部分の面積が広く、安定している
5．かかとを包む部分（ヒールカップ）がしっかりしている
※中敷きの形が足に合っていることも重要

（足と靴の医学ホームページより）

「見えざる下肢静脈瘤」に要注意！

下肢《かし》静脈瘤《りゅう》というと、「足の血管がボコッと浮き出た様子」を連想する人が多いかもしれない。だが、実は症状はそれだけに限らない。足が疲れやすい、つりやすい、ほてる、かゆい……。ひょっとすると、そんなありふれた症状の裏に、「見えざる下肢静脈瘤」が隠れているかもしれない。

新常識1 コブの目立たない静脈瘤も存在する

足（下肢）の静脈には血液の逆流を防止するための弁がたくさんついており、この弁が正常にはたらくことで、血液は一方向に流れることができる（イラスト参照）。

ところが、この弁が壊れてうまく機能しなくなると、血液は心臓に向けて戻ることができず、逆流してそのまま足に溜まって

イラスト　足の静脈のしくみ

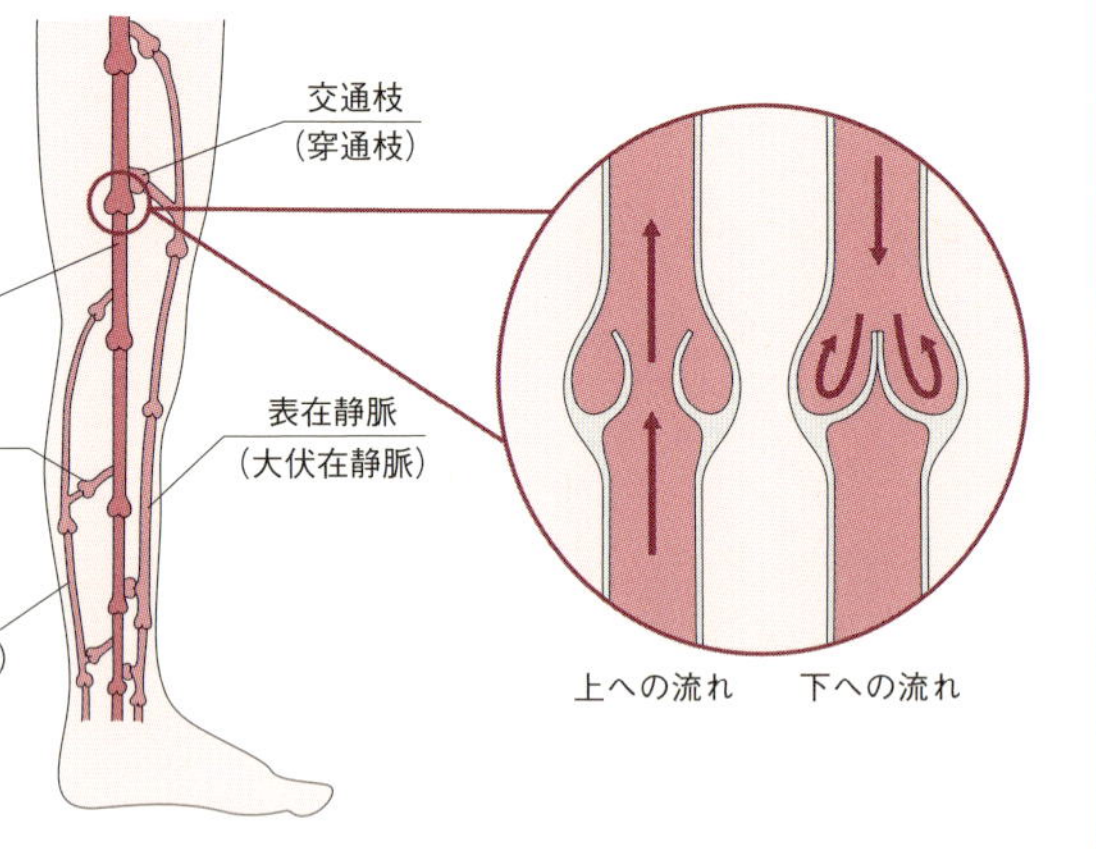

足の静脈のしくみ

足の静脈には、皮膚に近い部分を流れる表在静脈と、より深い部分を流れる深部静脈がある（イラスト参照）。代表的な表在静脈は大伏在静脈と小伏在静脈。表在静脈と深部静脈は交通枝（穿通《せんつう》枝《し》）と呼ばれる短い血管でつながっている。このうちどの部分でも下肢静脈瘤が起こる可能性はある。

しまう。下肢静脈瘤は、逆流した血液が皮膚のすぐ下の表在静脈に滞り、コブ状にふくらんだ状態だ。コブができる血管は皮膚に極めて近い場所にあるため、形の変化が足の表面上に現れやすい。

表在静脈の血流が滞っても、筋肉の下にある太い深部静脈に血流があれば、大きな支障はない。下肢静脈瘤が「良性の病気」とされるのはこのためだ。しかし、静脈の弁は一度壊れてしまうとなかなか元には戻らず、症状は年々悪化してしまう。

では、下肢静脈瘤になりやすいのはどんな人なのだろうか。下肢静脈瘤の治療経験を豊富に持つ、四谷メディカルキューブきずの小さな手術センターデイサージェリー部長の根岸由香医師はこう話す。

「性別は女性が多いですね。とくに妊娠出産時に腹圧がかかって鼠径部《そけいぶ》付近で静脈が圧迫され、弁が壊れてしまうことがよくあります。出産後に改善する方も多いので、妊娠中には治療はしません。また、職業では立ち仕事の方が多いようです。料理人や美容師など、一定の場所で長時間立ったまま仕事をしている人は気をつけたほうがいいでしょう」（根岸医師）

また、肥満もリスクファクターになるという。妊娠時の女性と同じく腹圧が高くなるためだ。肥満体形の人は皮下脂肪が多く、コブが脂肪に隠れて表面に現れないことも少なくない。知らないうちに症状が悪化し、気づいたときには治療に長期間を要する状態になっている可能性もある。

新常識2 脚のかゆみや治らない皮膚炎は静脈瘤が原因の可能性が⁉

下肢静脈瘤の症状は、血管のコブだけに限らない。静脈の流れが悪くなると、血液中の老廃物が停滞してしまい、皮膚が黒ずむ。このほか足がつりやすくなる、ほてる、むくむといった症状も出る。

「ひどい場合は『うっ滞性皮膚炎』になり、赤くポツポツと湿疹ができたり、かゆみが

腹圧
内臓のはたらきを保つために腹腔内にかかる圧力。腹筋と横隔膜の収縮によって生じる。排便や排尿、出産時などにもこの力が使われる。

鼠径部
太ももの付け根、骨盤の前側にある三角形状の部分。

うっ滞性皮膚炎
ひざ下3分の1程度の部分に静脈血が滞ることによって乳酸などの老廃物が停滞し、色素沈着、湿疹、かゆみなどの症状が起こる病気。

止まらなくなったりします。原因である血液の滞りを改善させないと、いくら軟膏を塗っても、症状は一時的に改善するものの、完治はしません。原因が分からないままこうした症状に悩んでいる患者さんがたくさんいらっしゃいます」（根岸医師）

最初は虫さされ程度の小さな皮膚炎でも、かゆみをガマンしながら何年も放置しておくと、かき壊した部分が悪化して潰瘍《かいよう》になることさえある。腫れはさらにひどくなり、皮膚も硬くなってしまうため、ここまで進むと見た目では下肢静脈瘤が原因だとは分からない。

「皮膚科に長く通院してもなかなか治らない下肢の皮膚炎がある方は、一度、血管外科を受診してみることをお勧めします」（根岸医師）

静脈うっ滞性皮膚炎かどうかを見分けたいときは、横たわって足を心臓より高く上げてみるとよい。立っているときは血液が滞り真っ赤か青紫色だった足の色が、横になって改善するようであれば、静脈うっ滞が考えられる。

新常識3 下肢静脈瘤の発見には家族や周りの人の協力も必要に

ここで、下肢静脈瘤の症状をまとめておこう。

①足の表面に血管のコブが浮き出る
②足がつりやすい（こむらがえり）
③足にむくみ、だるさ、ほてり、重苦しいような痛みがある
④足の色の変化（青紫・真っ赤・黒ずみ）
⑤足の湿疹、皮膚炎

根岸医師によれば、これらは自分で気づくほか、家族など身近な人からの指摘によって見つかる場合も多いという。

「例えばお風呂に入ったときに、むくみによる左右の足の太さの違いや色の違いを指摘されて、初めて気づくこともあるようです」（根岸医師）

足の裏側を自分で観察するのは、なかな

軟膏
静脈うっ滞性皮膚炎の治療にはステロイド軟膏が使われることがあるが、下肢静脈瘤が原因の場合は、静脈瘤の治療をしない限り、その効果は一時的なものでしかない。

潰瘍
皮膚や粘膜にできた傷や裂け目が原因で、皮膚の表面が炎症を起こして組織が崩れ、内部の組織にまでその傷が広がってしまった状態のこと。

か難しい。これらの症状に思い当たる人は、家族に足を見てもらってもいいだろう。

検査は視診や触診のほか、ドプラー（超音波血流計）や超音波による検査で血液の逆流を見る方法などが一般的だ。

「見た目に現れる症状だけでは下肢静脈瘤かどうか分からないこともあるので、ドプラーや超音波などで血流を評価することは重要です」（根岸医師）

新常識4 伝統の「ストリッピング術」より侵襲の少ない「EVLT法」

治療でもっとも一般的なのは、「ストリッピング術（静脈抜去《ばっきょ》術）」と呼ばれる手術法だ。患部の静脈にストリッパーと呼ばれる細いワイヤーを挿入し、静脈をワイヤーごと引き抜く。……と、こう書くと少々乱暴に感じるかもしれないが、実は100年以上前から行われている伝統的な手術法で、「外科の手術の中でも比較的簡易な手術」（根岸医師）だという。

手術は全身麻酔か腰椎《ようつい》麻酔で行う。弁が壊れた表在静脈を取ってしまっても、深部静脈が流れていれば血液の戻り道はある。

「血管を抜いた部位は再発しない。これがこの手術のメリットです。神経損傷を減らすために、現在はひざ下の表在静脈を全部は抜きません」（根岸医師）

この手術では、下肢静脈瘤の範囲や枝の数により、1cm程度の傷が3～5ヵ所、少なくとも2ヵ所は残る。筋肉を切らない手術なので侵襲は少ないが、傷の数はどうしても多くなってしまう。

これに対し、**「EVLT法」と呼ばれるレーザー治療では、皮膚をほとんど傷つけることなく治療が可能だ。これは、先端にレーザーのついたファイバーを皮膚に差し込み、血管の内側からレーザーを照射して血管壁をくっつけてしまう治療だ。**

「使用するファイバーは極めて細く、虫さされ程度の傷ですむのが特長です。美容面で非常に優れた治療です」（根岸医師）

下肢静脈瘤の最新検査

造影剤を注射せずに検査ができる「静脈瘤3D-CT」や「MRベノグラフィ」といった、より侵襲の少ない最新機器を導入している施設もある。

EVLT法

ストリッピング術に比べて小さな傷ですむほか、局所麻酔で手術を行うことができる、皮下出血が少ない、手術時間が30分程度と短い、手術後すぐに歩行可能、などのメリットがある。その一方で、皮下組織が薄すぎたり、局所麻酔薬にアレルギーがあったりする場合、あるいは妊娠中の場合などは適応とならない。

ただこの手術は、ファイバーを血管に差し込む都合上、極端に蛇行している血管に行うのは難しい。また、機種によって健康保険が適用にならない場合がある（2010年2月現在）。

下肢静脈瘤に対しては、ほかにもいくつかの治療法がある（表参照）。根岸医師のところでは、前述した2つの手術のいずれかを受ける患者が多いが、本人の希望を優先し、局所麻酔の結紮《けっさつ》術や硬化療法も組み合わせている。

「治療後は、むくみが取れるので足がすっきりと軽くなり、患者さんからは『靴のサイズの左右差がなくなった』『（足が出せるようになり）スカートがはけるようになった』『これからはもっと歩けそう』といった喜びの声が聞かれます。下肢静脈瘤の予防には、歩いて足の筋肉を鍛えることも有効ですので、再発の予防のためにも、運動はとてもよいことだと思います（左コラム参照）」（根岸医師）

表　下肢静脈瘤の治療法

	静脈抜去術	ELVT法	結紮術	硬化療法	弾性ストッキング
治療の適応	伏在静脈瘤	伏在静脈瘤	側枝型、穿通枝	手術後の残存静脈瘤や細い静脈瘤	すべての静脈瘤
麻酔	全身または腰椎麻酔	局所麻酔＋静脈麻酔	局所麻酔	不要	不要
入院	日帰りまたは1泊	不要	不要	不要	ー
傷	2～5ヵ所前後	ごくわずかな傷あと1ヵ所	数ヵ所	なし	ー
根治性	○	○	△	△	×
保険適用	あり	なし	あり	あり	なし

ほかの治療法

①結紮術　ひざ下だけの部分的な静脈瘤の場合に行う。局所麻酔をして皮膚を切開し、患部の静脈を縛る手術法。
②硬化療法　硬化剤という薬を静脈瘤の中に注射し、血管の壁と壁をくっつける治療法。手術後の付加治療として有効。
③弾性ストッキング　足の血液の循環をよくするための医療用ストッキング。下肢静脈瘤を根本から治療するものではないが、とくに軽症の場合は症状の緩和が期待できる。

予防

下肢静脈瘤を予防するためには、以下のことを心がけるとよい。
■長時間立ったままの姿勢でいない
■太りすぎない
■おなかをきつく締めるような服装は避ける
■寝るときに足を心臓より高い位置にして寝る（心臓が悪い人は不可）
■運動不足にならない。とくにふくらはぎの筋肉を適度に動かすとよい（左コラム参照）

郵便はがき

112-8731

料金受取人払郵便

小石川支店承認

1143

差出有効期間
平成24年12月
31日まで

東京都文京区音羽二丁目
十二番二十一号

講談社　第一編集局

「単行本係」行

愛読者カード

今後の出版企画の参考にいたしたく存じます。ご記入のうえご投函くださいますようお願いいたします（平成24年12月31日までは切手不要です）。

ご住所　〒

お名前

電話番号

メールアドレス

このハガキには住所、氏名、年齢などの個人情報が含まれるため、個人情報保護の観点から、通常は当編集部内のみで拝読します。

ご感想を小社の広告等につかわせていただいてもよろしいでしょうか？
いずれかに○をおつけください。　〈実名で可　　匿名なら可　　不可〉

TY 2153126-0902

この本の書名を
お書きください。

ご購入いただいた書店名

(男・女)
年齢　　　　歳

ご職業　1 大学生　2 短大生　3 高校生　4 中学生　5 各種学校生徒
6 教職員　7 公務員　8 会社員(事務系)　9 会社員(技術系)　10 会社役員
11 研究職　12 自由業　13 サービス業　14 商工業　15 自営業　16 農林漁業
17 主婦　18 フリーター　19 その他(　　　　　　　　　　)

●この本を何でお知りになりましたか？
1　書店で実物を見て　　2　広告を見て(新聞・雑誌名　　　　　　　　)
3　書評・紹介記事を見て(新聞・雑誌名　　　　　　　　)　　4　友人・知人から
5　その他(　　　　　　　　　　　　　　　　　　　　)

●毎日購読している新聞がありましたらお教えください。

●ほぼ毎号読んでいる雑誌をお教えください。いくつでも。

●いつもご覧になるテレビ番組をお教えください。いくつでも。

●よく利用されるインターネットサイトをお教えください。いくつでも。

●最近感動した本、面白かった本は？

★この本についてご感想、お気づきの点などをお教えください。

COLUMN

ハイヒールは悪化の原因 スニーカーで街へ出よう

ふくらはぎの腓腹筋《ひふくきん》と呼ばれる筋肉は静脈血の流れを助けるはたらきをする。下肢静脈瘤の患者に女性や高齢者が多いのは、この腓腹筋のはたらきが弱いためだ。腓腹筋が衰えると血液の流れが悪くなり、やがて逆流を起こして弁が壊れてしまう。

これを防ぐために、ふくらはぎの筋肉をうまく使って歩く習慣をつけよう。靴はハイヒールではなく、スニーカーや運動靴がよい。歩くときは「かかとから着地し、親指で蹴り上げる」動作をしっかり意識しよう。

立ち仕事が多い人は、中圧程度の弾性ストッキングやハイソックスを予防的に使うとよい。さらに、休憩時間に足を上げたり曲げ伸ばしするだけでも十分に予防になる。

また、飛行機などで長時間同じ姿勢をとり続けることで起きる深部静脈血栓症（エコノミークラス症候群）の予防体操も、下肢静脈瘤の予防に有効だ（イラスト参照）。

イラスト エコノミークラス症候群を防ぐ体操

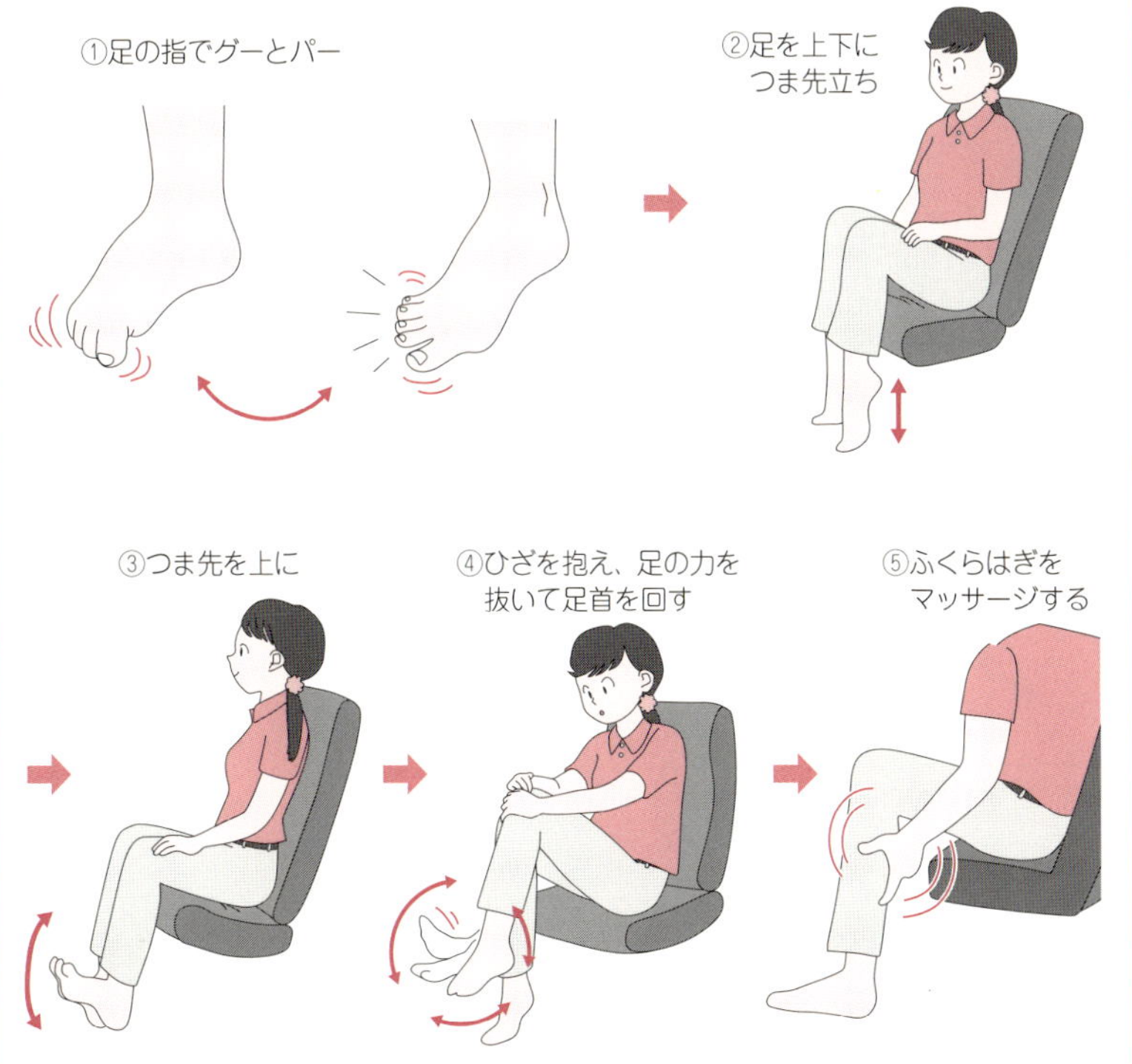
①足の指でグーとパー
②足を上下に
つま先立ち
③つま先を上に
④ひざを抱え、足の力を
抜いて足首を回す
⑤ふくらはぎを
マッサージする

オンナの病気新常識 12 線維筋痛症

原因不明で広範囲の慢性疼痛は線維筋痛症の疑いあり

全身の筋肉や関節に激痛が走る線維筋痛症は、これまで発症の原因が分からないために謎に包まれた病気とされてきた。だが、２００９年に日本初のガイドラインが作成され、その存在に少しずつ光が当たるようになるにつれて、この病気は決して限られた人だけがかかる特別な病気ではないことが分かってきた。

新常識1 線維筋痛症は〝一般的な病気〟患者は人口の1.5%以上?

線維筋痛症は筋肉や関節に痛みが全身に広がる病気。筋肉のこわばりやしびれ、けいれん、倦怠感、不眠、抑うつ、過敏性大腸炎、逆流性食道炎などの症状を伴うこともある。重症化すると、爪や髪へのちょっとした刺激や音、天候や湿度の変化などでも強い痛みが走るようになり、自力で生活することが困難になる。

この病気を持つ患者は30代から40代の女性に圧倒的に多く、全国に推定で約２２０万人いるといわれている。これは人口の１・６６％に相当する膨大な数字だ。しかし、採血やX線、内視鏡、CT（コンピュータ断層撮影）などの検査をしてもどこにも異常が見当たらないため、患者は長年、さまざまな診療科を渡り歩かざるを得なかった。その現状を、線維筋痛症診療ガイドラインの編集責任者である東京医科大学医学総合研究所所長の西岡久寿樹《くすき》医師はこう話す。

「あるとき、治療にみえた患者さんがそれまでにかかった病院の診察券を目の前に並べたことがあります。驚くことに、40枚以

過敏性大腸炎
がんや潰瘍《かいよう》、炎症などがないにもかかわらず、便通異常（下痢や便秘）や腹部の不快感（腹痛、膨満感、ガス、残便感など）が慢性的に繰り返される病気。過敏性腸症候群ともいう。

逆流性食道炎
胃酸や十二指腸液が食道に逆流して食道の壁に炎症を起こした状態。胸やけや胸痛、のどの痛み、食道のつかえ感、げっぷなどの症状が見られる。

上もありました。それほどこの病気は、医療機関の間でさえ知られていない病気だったのです」

この言葉を裏付けるように、西岡医師を中心とする厚生労働省線維筋痛症研究班のプロジェクトが2006年度に行った調査では、「プライマリケア医（一般医、家庭医）における線維筋痛症の病名認知度は4割以下」という驚きの結果が出ている。こうした状況で患者は、膠原病《こうげんびょう》や関節リウマチから果ては精神的な病気まで、さまざまな原因を疑われながらも、病気の本質を理解している医者になかなかたどり着けず、つらい生活を送ってきたのだ。

ところが、最近になってこの病気の引き金については少しずつ分かってきた。典型的なのは、手術や事故、スポーツなどによる体の損傷。これには歯の治療や激しいマッサージなども含まれる。もう一つは過度の緊張状態などの精神的なストレスだ。こうしたダメージの記憶が体に残り、何らかの要因で突然フラッシュバックのように呼び覚まされて加速度的に全身に広がってしまう。

「脳にある痛みの調節機構が完全に狂ってしまった状態といっていいでしょう。英語で線維筋痛症は〝Fibromyalgia〟、つまり『(神経)線維(fiber)』の『筋肉痛(myalgia)』です。体内の臓器や器官に原因があるわけではなく、中枢性の神経障害痛というのがこの病気の本質です。通常、病気になると何らかの原因の結果として痛みそのものが出るものですが、線維筋痛症の場合は、痛みが原因となってさらなる痛みを呼び込んでしまいます。例えば健康な人なら1と感じる痛みが、線維筋痛症の患者さんの場合は、10倍にも100倍にも増幅されてしまうのです」（西岡医師）

痛みの程度は軽度から激痛までさまざまで、天候や湿度などによっても変化する。痛みに伴って、倦怠感、抑うつ、不眠、ドライアイ、ドライマウス（54ページ参照）

膠原病
15ページ脚注参照。

病気の引き金
交通事故や転倒などの事故、手術、妊娠・出産、スポーツ、他の疾患などによる肉体的損傷に加え、介護やいじめ、受験などの精神的ストレスが引き金になることもある。

神経障害痛
痛みを伝える神経そのものに問題が生じて起こる痛みのこと。灼《や》けつくような痛み、電流が流れるようなビリビリとした痛みなど、日常生活ではあまり感じられないような痛みが多いとされる。

ドライアイ
涙が不足したり、涙の質が変化したりすることで、眼の角膜が慢性的に乾いてしまう病気。角膜乾燥症ともいう。

などの症状が現れることも多い。これらの症状が絶え間なくやってくるため、ストレスが増加し、それによってさらに痛みが増すという「痛みのスパイラル」に陥ってしまうのだ。

新常識2 早期に治療を始めれば生活改善やカウンセリングで治ることも

作成されたガイドラインには、1990年にアメリカリウマチ学会が定めた基準にのっとり、こうした症状を線維筋痛症と診断するための基準が示されている。それによると、**全身に18ヵ所ある圧痛点（イラスト参照）を4kg（指で押した際に、押した指の爪が白くなる程度）以上の力で押したときに11ヵ所以上に痛みを感じること、かつ、全身の痛みが3ヵ月以上続いていることが条件だ。**

また、ガイドラインでは、重症度（ステージ）を5段階に分類している（表1参照）。「ステージⅠやⅡの段階であれば、生活習

イラスト　線維筋痛症の判断基準（18ヵ所の圧痛点）

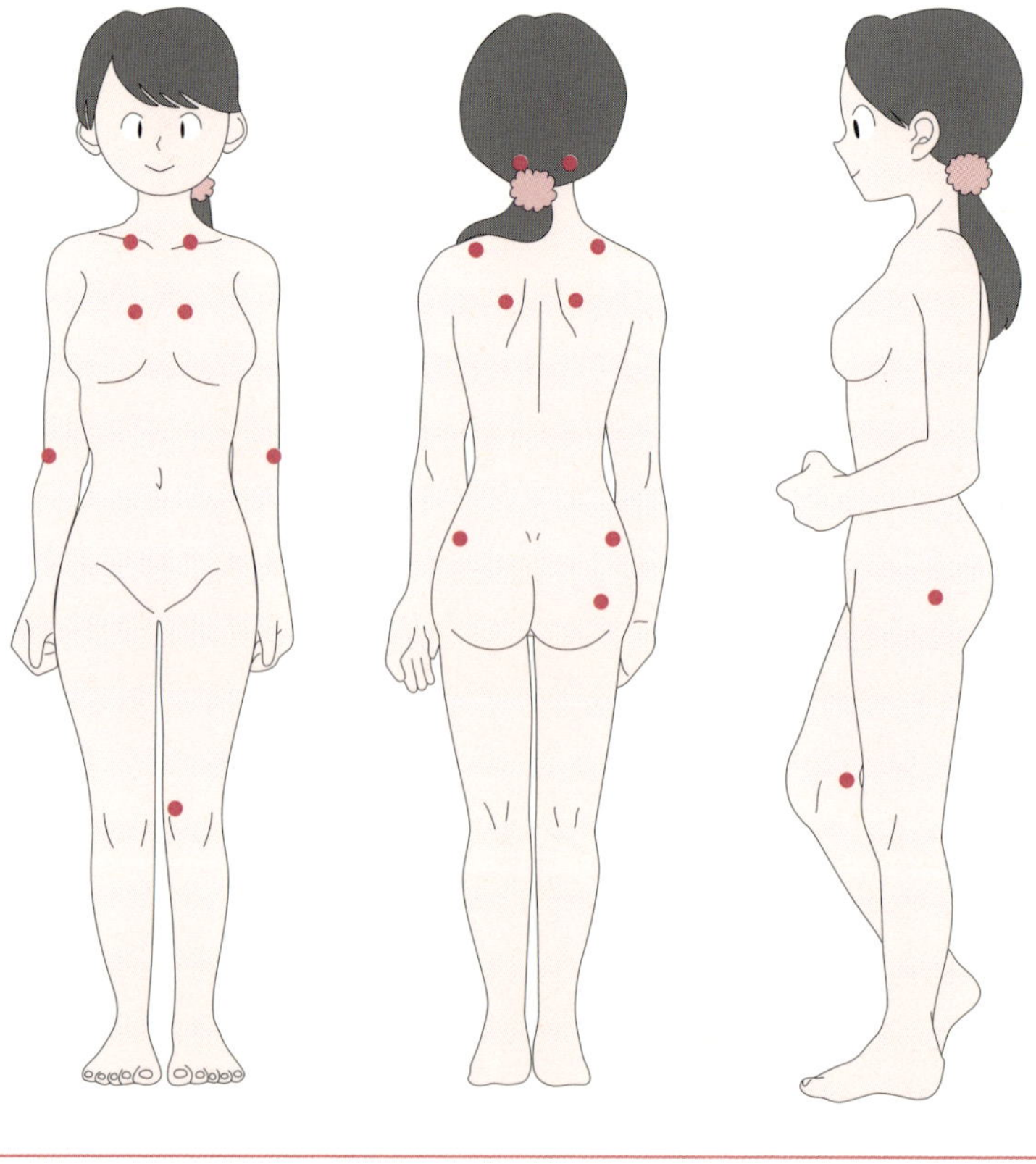

（「線維筋痛症診療ガイドライン2009」より）

慣の改善やカウンセリングだけで治る場合も十分にありますから、思い当たる症状のある方は早めに医療機関を受診してほしいと思います」（西岡医師）

新常識3 症状を抑えるために有効な薬の存在も明らかになってきた

線維筋痛症の症状は、大きく分けると、

①筋肉の緊張が強まっているタイプ
②関節付近の筋肉に痛みや炎症が出るタイプ
③抑うつ的な症状を伴うタイプ
④①から③が複合するタイプ

の４つに分類される。治療は、薬を使ってこれらの症状を抑え、症状に伴って現れる痛みを緩和させる（表2参照）。

病気の根本的な原因が分からず、誰にでも効く特効薬もないため、治療の際は複数の薬を試しながら一人ひとりの患者に最適なものを見つけていくことになる。だが、病気に関する調査や研究が進むにつれ、いくつか非常に効果の高い薬があることも分かってきた。

そのうちの一つで、筋肉のこわばりを取るために使われるのが、抗てんかん薬のガバペンチン（製品名ガバペン）だ。現在、線維筋痛症の治療にもっともよく用いられる薬の一つである。

「ガバペンチンは、ある程度の量を飲めば、

表1 線維筋痛症の重症度分類

	重症度分類
ステージⅠ	全身にある18ヵ所の圧痛点のうち11ヵ所以上で痛みがあるが、日常生活に大きな影響はない
ステージⅡ	手足の指など体の末端に痛みが広がり、不眠、不安感、うつ状態が続く
ステージⅢ	爪や髪への軽い刺激だけで激しい痛みが全身に広がり、自力での生活が困難になる
ステージⅣ	痛みのため自力で体を動かせず、ほとんど寝たきり状態になる。長時間同じ姿勢でいられない
ステージⅤ	激しい全身の痛みとともに、膀胱や直腸の障害、口の渇き、目の乾燥などの症状が出る

（「線維筋痛症診療ガイドライン 2009」より）

表2 症状タイプ別の薬物治療

症状	薬の種類
筋肉の緊張が強まっている	筋肉や神経の興奮を鎮める薬 ガバペンチン・ピロカルピンなど
関節付近の筋肉に痛みや炎症が出る	痛みや炎症を和らげる薬 ガバペンチン・非ステロイド抗炎症薬・ステロイド薬など
抑うつ的な症状を伴う	うつ症状を改善させる薬 ミルナシプラン（製品名トレドミン）など
上記の症状が重なっている	上記３タイプの薬を組み合わせる

非常に深い睡眠が得られ、筋肉の緊張が取れてきます。同時に痛みも徐々に和らぐため、体が非常に楽になります。線維筋痛症のアンカードラッグ（中心的に使用する薬）と考えていいでしょう」（西岡医師）

新常識4 ドライマウスの原因が実は線維筋痛症である可能性も

線維筋痛症の患者には、ドライマウス、ドライアイなどのシェーグレン症候群（55ページ脚注参照）に似た症状が現れることも多い。このため、シェーグレン症候群にともなうドライマウスの治療に使うピロカルピン（製品名サラジェン）もよく使われている。ピロカルピンには、副交感神経を刺激して唾液《だえき》の分泌を促す効果がある。

学生時代に試験を受けるときに、緊張して口がカラカラになったり、頻繁にトイレに行きたくなったりした経験は誰でもあるだろう。それと同じように、**線維筋痛症の患者は交感神経の緊張が非常に高まっており、肉体的、精神的に常に緊張した状態なので、ピロカルピンは非常に効果が高いと西岡医師は説明する。**

ドライマウスの推定患者数は国内に８００万人、予備軍も３０００万人いるといわれている。線維筋痛症よりもはるかに多い数だが、これらのなかには線維筋痛症が原因でドライマウスを発症している患者も少なくないと考えられる。

ガイドラインでは、薬物治療のほかに、鍼《はり》など代替治療の効果も認められており、これらを行うことも勧められている（表3参照）。鍼や灸《きゅう》、マッサージ、指圧などは効果に個人差があるため、これらの治療を行うときは医師とよく相談した上で受けるようにしたい。

運動が線維筋痛症の症状を和らげる効果があるということも多くの研究で認められている。線維筋痛症の患者は痛みが悪化するのを恐れ、必要以上に体を動かさない傾向があるが、筋肉の衰退を防ぎ、精神的に

代替治療
手術や西洋薬を用いる現代の西洋医学の範疇《はんちゅう》には入らない治療のこと。線維筋痛症診療ガイドラインでは、代替治療として、鍼《しん》灸《きゅう》治療や運動療法などが紹介されている。そのほか、散歩や深呼吸、ストレッチ、規則的な睡眠、ダイエットなどを勧める専門家もいる。

リフレッシュする意味でも、軽い運動は大いに勧められる。散歩や水泳、ヨガなど、自分のペースに合わせて行える運動を日常生活に取り入れたいところだ。

規則正しい生活をすることも大切だ。とくに線維筋痛症の患者は、痛みで眠れないと訴えることが多い。だが、不眠はさらに痛みを増幅させる。痛みが不眠を誘い、不眠が痛みをさらに誘発するという「負の連鎖」に陥らないためにも、起床や就寝のリズムを一定に保ち、少しでも深い睡眠が得られるようにしよう。また、仕事や人間関係のストレス、急激な環境の変化なども痛みを悪化させる可能性がある。普段から適度な休養とリラックスを心がけよう。

最近では、線維筋痛症がテレビや新聞、雑誌などで取り上げられる機会が少しずつ増えている。医療機関を受診する患者が増えて多くの症例が得られるようになった結果、治療法も着実に進歩している。さらに、ガイドラインが発表されてからはこの病気について正しい理解を持った医師も増加しており、早期発見により症状を抑えられるケースが多く見られるようになった。これも患者にとっては明るい話題だ。

日本線維筋痛症学会のホームページでは、線維筋痛症の治療が可能な全国の医療機関が紹介されているので、思い当たる症状があれば、できるだけ早くこれらの医療機関に相談してほしい。

表3　線維筋痛症の代替治療として勧められるもの

- 鍼、灸、マッサージなど（効果には個人差があるので、主治医とよく相談する）
- 有酸素運動（散歩、水泳、エアロビクスなど）
- ストレッチング、柔軟体操
- 規則的な睡眠の確立
- ダイエット（動物性脂肪が少なく、繊維質の多い食事を心がけよう）
- 深呼吸（腹式）
- 瞑想、気功

（線維筋痛症友の会ホームページより）

医療機関を受診する際の相談先

①日本線維筋痛症学会
ホームページはhttp://jcfi.jp/
ホームページ内の患者用の相談フォームを使って相談すれば、登録医療機関の紹介を受けることができる。

②線維筋痛症友の会
ホームページはhttp://www.jfsa.or.jp/
線維筋痛症の患者とその家族の支援団体。会員同士の情報交換を行っている。ホームページには会を支援する医師の一覧や、患者や家族の手記が掲載されている。

COLUMN

「生物学的製剤」登場で関節リウマチの治療が変わった!

手足の関節に、腫れや痛み、こわばりなどの症状が生じる関節リウマチ。悪化すると徐々に関節が破壊され、日常生活に支障をきたすようになる（イラスト参照）。

現在、関節リウマチの患者は国内に70万～100万人前後いるとみられる。患者は30～60代が中心で、比較的若い人でもかかることがある。また男女比は1対4と、女性に多い。

原因はいまだ不明だが、白血球の一つであるリンパ球が異常に活性化し、自分の関節を攻撃することで、炎症や痛みが起こることが分かっている。

治療に使われる薬はこれまで、炎症を抑える非ステロイド性抗炎症薬（NSAIDs）やステロイド薬、免疫異常に直接はたらく抗リウマチ薬などが中心だった。が、最近はこれらに加え、病気の発症に関わる炎症物質だけに作用する「生物学的製剤」が登場。治療の選択肢が広がっている。

現在、日本で保険適用になっている生物学的製剤は、インフリキシマブ（製品名レミケード）、トリシズマブ（製品名アクテムラ）、エタネルセプト（製品名エンブレル）、アダリムマブ（製品名ヒュミラ）の4種類。前者2つは点滴、後者2つは皮下注射で投与する。

新薬の登場に加え、関節破壊は発症してから2年ほどの間に急速に進むことが分かったため、治療法はここ10年ほどの間に大きく様変わりした。以前は症状に合わせて徐々に効果の強い薬に切り換えていく方法が主流だったが、現在では、初期に抗リウマチ薬や生物学的製剤をしっかり使って症状の進行を抑える方法がとられる。

生物学的製剤を使ううえで注意したいのは、薬が体の免疫作用を抑えることによって生じる副作用だ。とくに肺炎や結核などの呼吸器感染症にかかりやすくなることが分かっており、使用中は定期的な胸部検査（X線検査など）が必要だ。

薬が高価な点も普及のネックになっている。1回のインフリキシマブ投与にかかる費用は、体重50kgの患者で23万円ほど（3割負担で約8万円）。治療が長期になれば、患者に多額の負担が強いられる。

とはいえ、治療の選択肢が増えたことは患者にとって大きなメリットとなる。自分に合った治療法を選択するためにも、診療経験が豊富で副作用にも詳しい医師を選びたい。

イラスト　関節リウマチの関節の状態

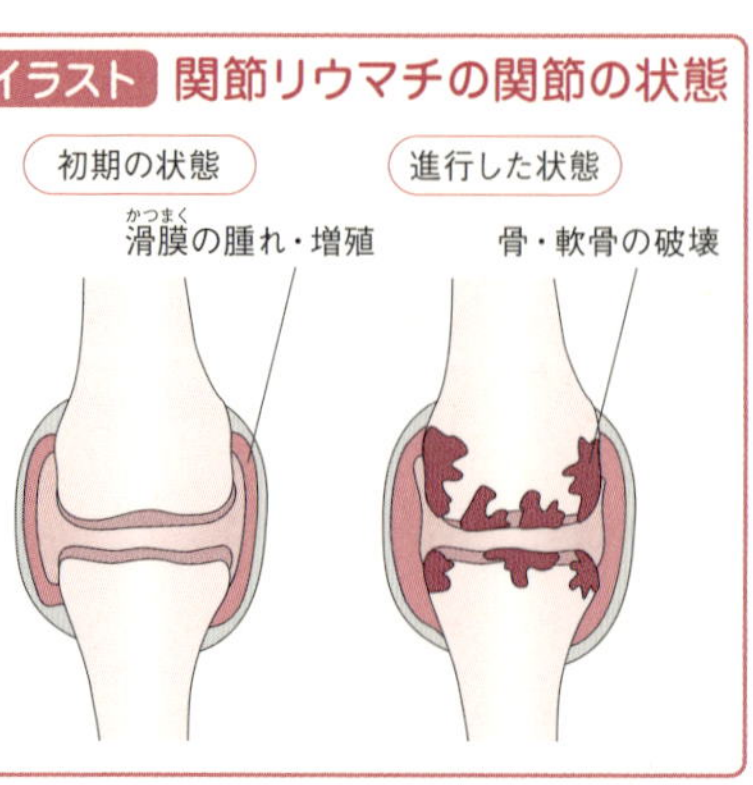

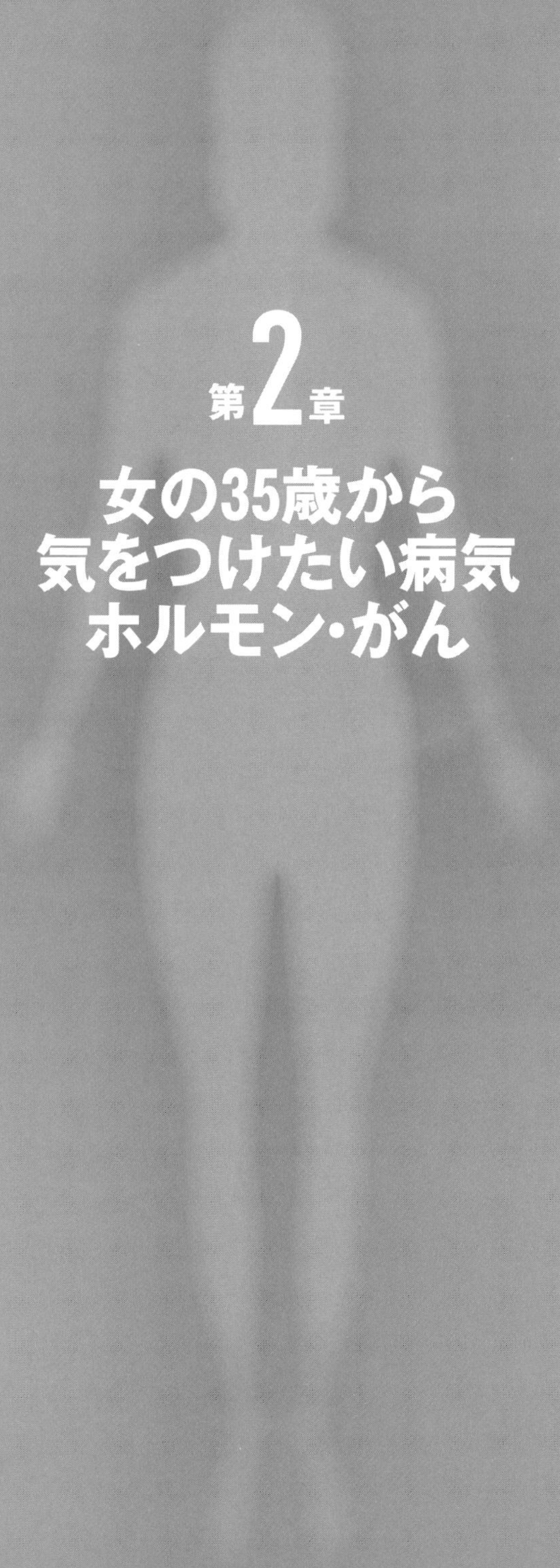

第2章

女の35歳から
気をつけたい病気
ホルモン・がん

更年期障害の原因は意外とシンプル！

更年期というと、イライラする、のぼせるなどの症状に悩まされる「更年期障害」をイメージする人は少なくないだろう。実際、「女性の健康とメノポーズ協会」のアンケート調査でも、90％近い女性が、「更年期の時期には何らかの不調を感じている」と答えている。

その一方で、「更年期を正しく理解していない人が多く、更年期障害という言葉だけが一人歩きしている」「〝更年期＝つらい〟というイメージがつきすぎている」という声も聞こえる。

そこで、女性なら必ず通る道である更年期について、どう理解し、対応したらよいのか、わが国の更年期医療の第一人者で、「簡略更年期指数（SMI）」の考案者である、小山嵩夫《たかお》クリニック院長の小山嵩夫医師に話を聞いた。

新常識1 「更年期障害」という病気はない 老後を元気に過ごすスタート地点

まず更年期について、小山医師に尋ねると、

「一般的に『閉経の5年前から5年後が更年期』とよくいわれていますが、卵巣機能がここまで低下したときが更年期、というような医学的な定義はありません。そもそも、日本は『更年期＝更年期障害』と捉えて治療をしますが、それ自体が、貧しい発想といわざるを得ません」

との答えが返ってきた。

小山医師によると、**とくに欧米人は更年期を、「人生の折り返し地点」、あるいは「これから訪れる高齢期のスタート地点」とい**

女性の健康とメノポーズ協会
更年期世代を中心にミドルエイジからの女性が生涯を通して健康でQOL（生活の質）の高い生き方をしていくための啓発やサポート、提案などの活動を行うNPO法人。ホームページは、http://www.meno-sg.net/index.html

簡略更年期指数（SMI）
更年期の症状の程度や医療機関にかかったほうがいいかが自分でチェックできる問診票。1993年に小山医師らが考案した。表は103ページ。

閉経
最後の月経から1年間、月経がこない場合をいう。日本人の平均的な閉経年齢は50歳前後とされている。

う、人生における一時期として捉えていて、高齢期に起こりうるさまざまな病気や症状を予防して、健康で元気に過ごすための、さまざまな治療や生活上の工夫を始めるという。「更年期障害を治す」という考え方はその全体の中の、ほんの一部にすぎないわけだ。

「こうした海外の予防医療的な発想に対し、日本、具体的にいうと日本の医療は、健康保険の制約もあり、更年期障害の治療に偏りがちです。本当なら、これまでの生き方、暮らし方を含めて自分自身を振り返り、またそうした生活が体にどう影響を与えてきたかを客観的に確認し、これからの生涯にむけてどのような対策をとっていくかを見極めていくのが、更年期であり、更年期医療なのです」（小山医師）

また、**「更年期障害は怖い」**というイメ**ージは必ずしも正確ではなく、何かしら症状はあるものの、実際に病院での治療が必要なのは全体の2割ぐらいの人たちだというデータもある。これといって症状が出ないまま、閉経を迎え、高齢期に入る女性もいるのだ。**

しかも、こうした更年期に対する先入観や誤解は、「患者だけでなく、医師にも少なからずある」と小山医師は指摘する。そのため、適切な医療を受けられない患者が複数の病院や診療科を渡り歩いたり、何種類もの薬を飲んでも症状がとれず苦しんだりするケースも少なくない。どこで診てもらってもよくならないという怒りや不安から、心理的な負担が大きくなり、症状が悪化することもある。

「更年期障害というと、さまざまな症状が現れて複雑な病気のような感じがしますが、実は、その原因はいたってシンプルなんです。むしろたいへんなのは、その原因を患者さんとの診察（検査と内診）の中から医師が見つけ出すことで、正直なところ、問診にかなり時間をかけないと分かりません。そういう意味では、症状だけを診て薬

人生の折り返し地点

更年期の英語「Climacterium（クリマクテリウム）」には、「人生における階段の踊り場」といった意味がある。更年期はこれまでの人生の階段から次のステージ（高齢期）に移るための踊り場であり、階段を急に駆け上がったり、重い荷物を背負いながら上ったりして息が切れたときは、踊り場で一休みすればいい、という意味合いがあるとされる。

健康保険の制約

健康保険が適用されるのは、国で決められた病気・症状に限られる。それ以外の治療法（治療薬も含む）や検査などの医療行為は原則、健康保険は利用できない。

を処方するという診療をしているところでは、少なからず更年期医療を行うのは難しく、不十分な結果となってしまうのでしょう」(小山医師)

新常識2 更年期に症状が出る要因は ホルモン低下と環境、性格

小山医師が考える、更年期に症状が現れる原因は次の3つだ。

①女性ホルモンの一つ、エストロゲン(卵胞ホルモン)の減少

②生活環境(職場や家庭での人間関係、介護、子育て、食習慣、運動習慣、喫煙、飲酒など)

③気質要因(まじめで几帳面《きちょうめん》といった、本人の性格)

「症状があって受診される方のほとんどは、複数の原因が見つかります。ただ、原因のどこが根本的なのかをしっかりと診断して、治療方針を決めていかないと、結局、治療がうまくいかず、患者さんの不利益になりかねません。そこは更年期医療を行う医師の腕の見せどころです」(小山医師)

まず①についてだが、ご存じのとおり、エストロゲンは卵胞ホルモンともいい、女性ホルモンの一つだ。**このエストロゲンは月経や妊娠に関わっているだけでなく、女性の健康をサポートするさまざまなはたらきをしている。そのため、エストロゲンが減少すると、さまざまな体の不調が出てしまうのだという。**このエストロゲンが減少しているかどうかは、血液検査で分かるため、更年期による症状が疑われるときは、測定することが多い。

②や③については、それ自体が直接的な問題となるわけではないものの、①のホルモン減少と合わさることによって、症状が悪化したり、長引いたりする。ちなみに、①がなく、②や③だけが起こっている状態は更年期障害ではなく、「不定愁訴」と診断されることが多い。

また②については、小山医師のクリニッ

エストロゲンのはたらき
脳細胞の再生、皮膚のコラーゲンの増加とヒアルロン酸や水分の含有量の増加、血管拡張、HDLコレステロールの増加とLDLコレステロールの低下、骨吸収の抑制、糖代謝の改善、関節液の維持など。

ミネラルバランス
ミネラルはナトリウム、カルシウム、マグネシウム、亜鉛などの微量元素の総称。五大栄養素の一つとされ、体のさまざまなはたらきをサポートしている。毛髪内にあるミネラルの量を測ることで、不足しているミネラルや有害ミネラル(水銀や鉛、アルミニウムなど)の量が分かる。

甲状腺の病気
甲状腺とは体の新陳代謝などを活発にさせる甲状腺ホルモンを分泌する器官。この甲状腺ホルモンが多量に分泌されたり、分泌が低下したりする甲状腺の機能異常は、中高年の女性に起こることが多く、症状も更年期の症状と似ている。

クでは、希望者に血液検査や毛髪検査などを用いたライフスタイルのチェックを行っている。これらの検査をするとコレステロールなどの脂質の状態や、ミネラルバランスなどが分かるため、この結果を受けて食事指導をすることもあるそうだ。

もちろん、こうした原因を探る一方で、がんや甲状腺の病気、膠原病《こうげんびょう》など、ほかの病気との鑑別診断も行われる。とくに不正出血（１１１ページ参照）がある場合は、子宮体がん（１１２ページ参照）や子宮頸がん（１１７ページ参照）などを否定するために、細胞診や超音波検査などを実施するのが基本だ。

新常識3 原因ごとに変える治療法 HRTはエストロゲン低下に有効

実際の治療は、検査や問診で得た原因に沿って行われる。

前述した①が根本的な原因なら、「HRT（ホルモン補充療法）が有効」と、小山

図１　更年期に起こりやすい自覚症状

血管運動神経症状
ホットフラッシュ（ほてり・のぼせ）・動悸・頻脈・発汗・手足の冷え

精神神経症状
イライラ・不安・気分の落ち込み・抑うつ・睡眠障害・意欲低下・記憶力低下・もの忘れ

運動器系の症状
肩こり・腰痛・手足のしびれ

泌尿器系の症状
頻尿・尿もれ・排尿痛・膀胱炎

生殖器系の症状
外陰部のかゆみ・不正出血・性交痛

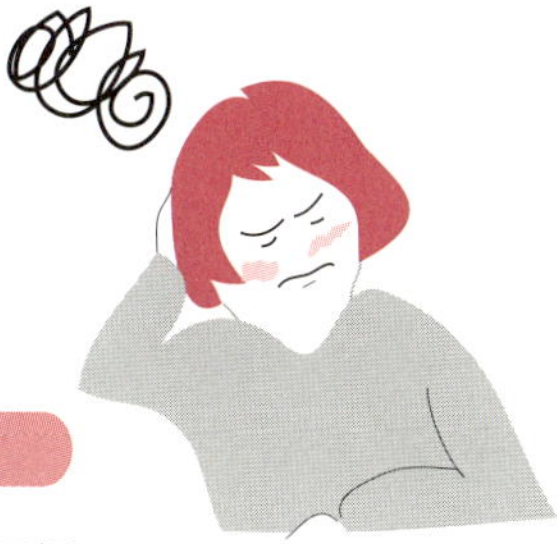

消化器系の症状
吐き気・おう吐・食欲不振

皮膚の症状
かゆみ

全身的な症状
肥満・やせ・むくみ

図2　HRTの投与法

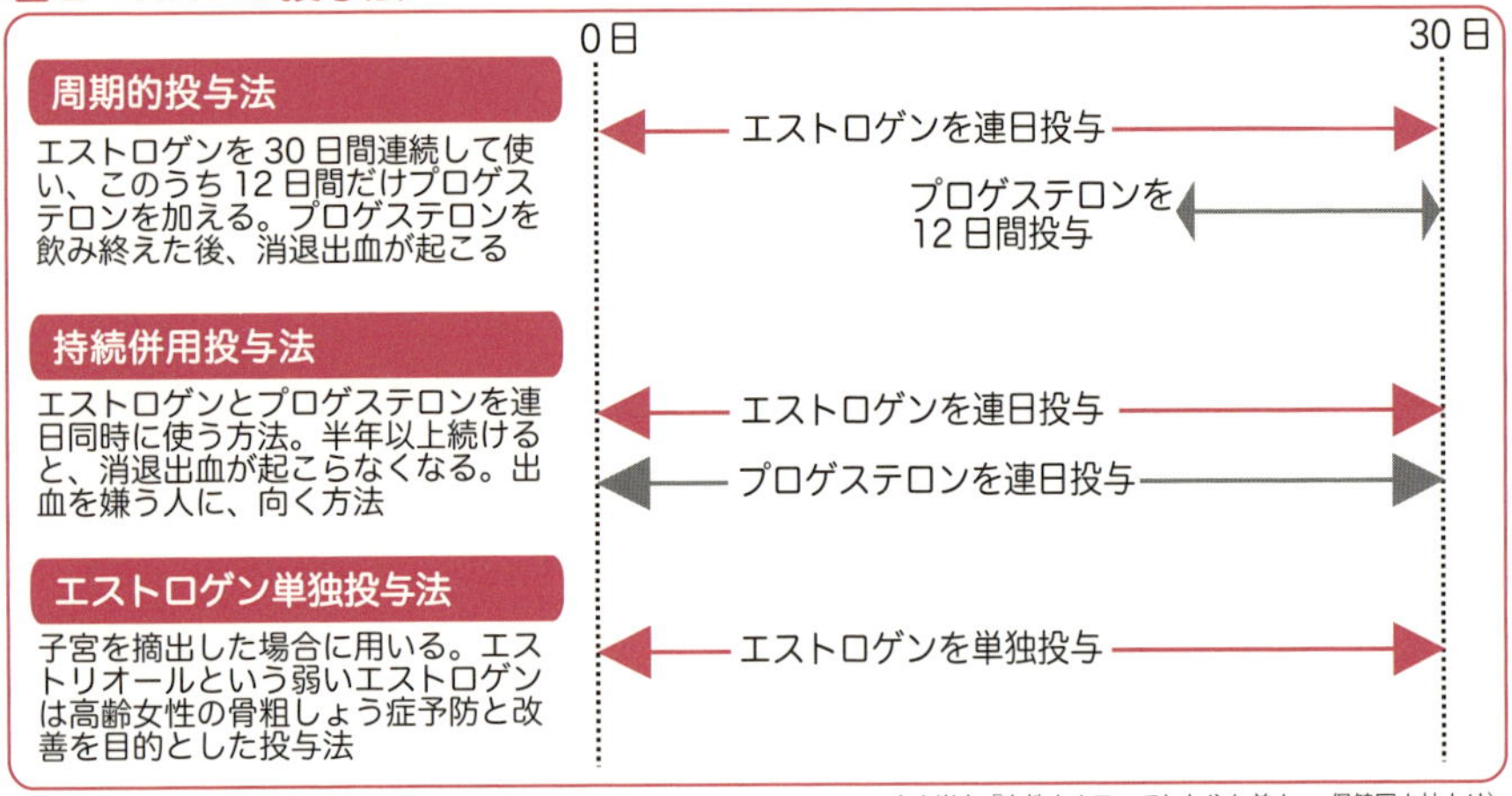

0日
30日
周期的投与法
エストロゲンを30日間連続して使い、このうち12日間だけプロゲステロンを加える。プロゲステロンを飲み終えた後、消退出血が起こる
エストロゲンを連日投与
プロゲステロンを12日間投与
持続併用投与法
エストロゲンとプロゲステロンを連日同時に使う方法。半年以上続けると、消退出血が起こらなくなる。出血を嫌う人に、向く方法
エストロゲンを連日投与
プロゲステロンを連日投与
エストロゲン単独投与法
子宮を摘出した場合に用いる。エストリオールという弱いエストロゲンは高齢女性の骨粗しょう症予防と改善を目的とした投与法
エストロゲンを単独投与

（小山嵩夫『女性ホルモンでしなやか美人』 保健同人社より）

医師は話す。ＨＲＴは、更年期以降に不足してくるエストロゲンを薬（エストロゲン製剤）で補うことで、エストロゲン減少による不調を緩和させる治療だ。

　更年期の症状には表1のようなものがあるが、このうちエストロゲン減少（原因①）によって起こりやすいものは、血管運動神経症状や運動器系の症状、皮膚の症状など。一般的にはＨＲＴはこうした症状の緩和に有効といわれているが、小山医師によると、①が原因だと考えられるものであれば、イライラや不安といった精神神経症状などにも効果があるという。

　現在、日本でＨＲＴに使われているエストロゲン製剤は、飲み薬と体に貼るパッチ剤、塗り薬の3種類。飲み薬を毎日続けて服用し、月に12日間ほど、もう一つの女性ホルモンであるプロゲステロン（黄体ホルモン）の薬、プロゲステロン製剤を追加するのがＨＲＴの基本的なやり方だ。このほか、年齢や使用者の希望に合わせて、投与

膠原病
15ページ脚注参照。

法を変えることができる（図2参照）。

「HRTは、月経があるときの女性ホルモンの分泌に近いかたちで2種類の女性ホルモンを投与することを基本としています。ですので、更年期に起こる女性ホルモン不足に対する唯一の症状の改善薬といえます」（小山医師）

HRT以外の治療としては、前述した③に関しては、漢方薬や抗不安薬などの薬が有効だ。

漢方薬は、当帰芍薬散《とうきしゃくやくさん》、加味逍遙散《かみしょうようさん》、桂《けい》枝茯苓丸《しぶくりょうがん》、半夏厚朴湯《はんげこうぼくとう》、釣藤散《ちょうとうさん》といったものがよく用いられている。一般的に漢方薬は効き目が穏やかだといわれているが、数週間ほどで症状の改善が見られる。ただし、漢方には特有の診察があり、その人の体質に合った処方でなければ効果が薄かったり、無効だったりすることもある。

一方、抗不安薬は、イライラや不安などの症状が強いときに一時的に用い、態勢を立て直すという使い方がよいそうだ。

こうした薬物治療と合わせて、食習慣の見直しのほか、運動（小山医師は少し速めに歩くこととラジオ体操を推奨）を行っていく。

新常識 4 HRTには恩恵がいっぱい「乳がんが増える」は不正確な情報！

日本ではHRTの普及率はわずか2％程度といわれている。オーストラリアの55％、フランスの49％、ドイツの47％、アメリカの38％と比べてとても低い（2004年のデータ）。

その理由として挙げられるのが、「HRTをすると乳がんのリスクが上がる」とい

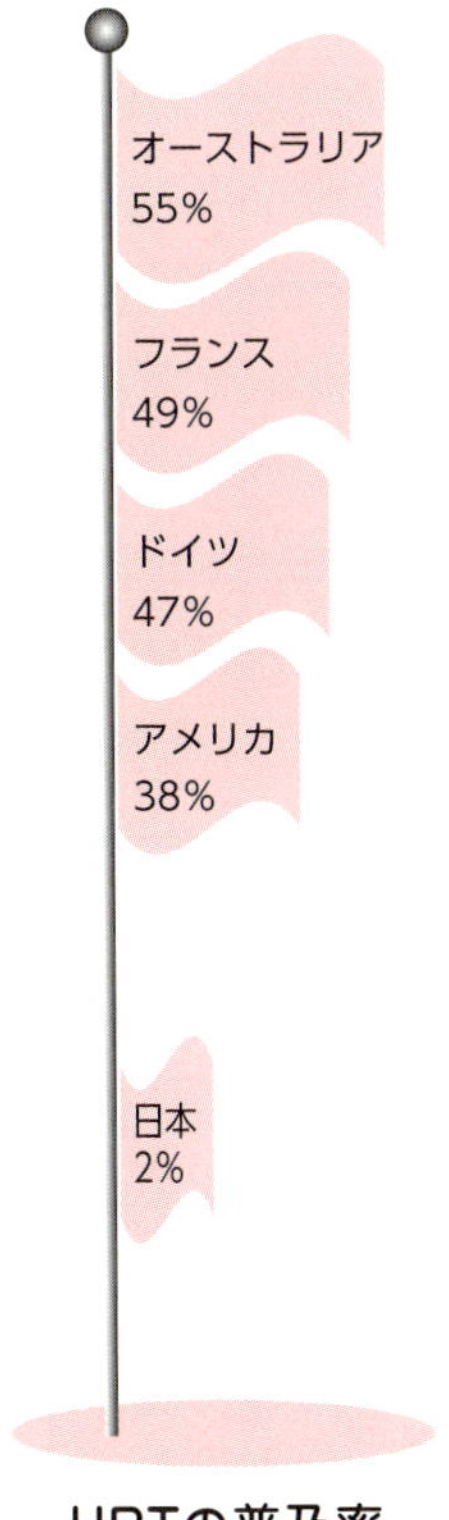

HRTの普及率

HRTをすると乳がんのリスクが上がる

HRTは乳がんのリスクを26％上昇させるというもので、2002年にアメリカで行われたWHIという大規模な臨床試験の結果で分かった。

2010年10月にも、WHIは、閉経後のHRTは乳がんの発症リスクを増加させると発表。これは、アメリカ国内40ヵ所の医療機関を通じて得た調査で、50〜79歳の閉経後の女性で、子宮を摘出していない約1万7000人を対象としている。

う報告だ。これに対し、小山医師は、「非常に誤った伝わり方をしている」と憤る。

「テレビなどで、『長期服用者の3割ががんになるリスクがある』と報道されていましたが、それは不正確です。日本人では50代の女性1万人を検診すると、8人ぐらいに乳がんが見つかるという統計が出ています。これに対し、HRTを5年以上続けた場合では、11人に増えます（3割の増加）。『1万人で3人増える程度のリスクがある』というのが正確な情報なのです。ですから、HRTを続けている間は、定期検診を受けておくことは必要ですが、それ以上に不安がる必要はありません」（小山医師）

逆に、こうしたリスクを鑑みてもHRTの恩恵のほうが大きいとする見方も出てきている。HRTを続けている限りエストロゲンが体からなくならず、さまざまなはたらきが持続される。骨粗しょう症の予防（104ページコラム参照）や動脈硬化の予防などのほか、皮膚に潤いが出てきたり、髪にツヤが出てきたりする。アンチエイジング（抗加齢医療）の面からも注目されている。

もちろん、HRTは原因不明の不正出血、肝臓病（急性期）、乳がんなどにかかっている人は受けられないなどの制約があり、治療中は定期的な検診が必要になる。さらに、HRTを行っているのは主に婦人科だが、いまだにHRTに対して不信感を持っている医師も多く、そういう医療機関ではHRTを受けにくい。

いずれにしても、更年期にさまざまな不調を覚えるようなら、高齢期も見越したケアの一つとして、女性の更年期以降の医療に詳しい医師に相談してみるとよいのではないだろうか。また、更年期という言葉は頭にあっても、自分が実際、更年期に入っていて、それによって症状が出ていると考えるのは難しい。そんな場合、小山医師らが考案した「簡略更年期指数（左ページ）」でチェックしてみるといいかもしれない。

HRTの恩恵

本文中に書いているように、HRTには骨粗しょう症の予防や動脈硬化の予防、皮膚の潤い作用などがある。このほかにも、膣の乾燥やそれによる性交痛の予防、膀胱炎、尿もれ、うつ気分の解消など、さまざまな恩恵があるとされている。「女性の健康とメノポーズ協会（96ページ脚注参照）」のHRTユーザーアンケートによるHRT満足度は、8割にも上っているという。

更年期以降の医療に詳しい医師

小山医師が主宰するNPO法人「更年期と加齢のヘルスケア」（ホームページは、http://www.menopause-aging.org/）には、更年期医療に詳しい、メノポーズカウンセラー認定者の一覧が載っている。受診先を選ぶときはこれを参考にするとよいだろう。

簡略更年期指数（SMI）

症状の程度に応じ、ご自分で○印をつけてから点数を入れ、その合計点をもとにチェックします。どれか１つの症状でも強く出れば〝強〟に○をしてください。

症　　状	強	中	弱	無	点数
顔がほてる	10	6	3	0	
汗をかきやすい	10	6	3	0	
腰や手足が冷えやすい	14	9	5	0	
息切れ、動悸がする	12	8	4	0	
寝つきが悪い、または眠りが浅い	14	9	5	0	
怒りやすく、すぐイライラする	12	8	4	0	
くよくよしたり、憂うつになることがある	7	5	3	0	
頭痛、めまい、吐き気がよくある	7	5	3	0	
疲れやすい	7	4	2	0	
肩こり、腰痛、手足の痛みがある	7	5	3	0	
			合計点		

評価

0〜25点	上手に更年期を過ごしています。これまでの生活態度を続けていいでしょう
26〜50点	食事・運動などに注意をはらい、生活様式などでも無理をしないようにしましょう
51〜65点	医師の診察を受け、生活指導、カウンセリング、薬物療法を受けたほうがいいでしょう
66〜80点	長期（半年以上）の計画的な治療が必要でしょう
81〜100点	各科の精密検査を受け、更年期障害のみである場合は、専門医での長期の計画的な対応が必要でしょう

（小山嵩夫、日本医師会雑誌　109：259-264,1993より）

更年期を過ぎる前から始めたい
骨粗しょう症の予防と治療

女性ホルモンの一つ、エストロゲン（卵胞ホルモン）は、骨を作る骨芽《こつが》細胞にはたらきかけたり、骨からカルシウムが血液中に溶け出すのを防いだりするはたらきがある。したがって、女性ホルモンが低下する更年期以降は、骨がもろくなる「骨粗しょう症」にとくに気をつけなければならない。

「骨は、骨形成と骨破壊を繰り返し、日々新しく生まれ変わっています。30代ぐらいまでは骨の形成が骨の破壊を上回っているので、骨密度が保たれますが、閉経後、とくに閉経直後の5年間は骨密度が1年間に3～10％ずつという猛スピードで減っていきます。何もしないでいたら、3年間で骨がスカスカになってしまうのです」

と小山医師（本文に登場）は注意を促す。

骨粗しょう症が怖いのは、骨折をしやすくなるためだ。もともと骨がもろくなっているところに骨折をすると、治りが遅れ、寝たきりなどの原因になる。2007年の国民生活基礎調査によると、わが国の寝たきりの原因の5位が「転倒・骨折」だった。

骨粗しょう症で骨折しやすいところは、大腿骨頸部（太ももの付け根の骨）や橈骨《とうこつ》（前腕の骨）、脊椎《せきつい》（背骨。脊椎の圧迫骨折については後述）など。いつまでもはつらつと活動したいのであれば、更年期前後ぐらいから骨粗しょう症に対して正しい知識を持ち、予防していくことが大切だ。

予防について少し前から注目されているのが、大豆イソフラボンだ。大豆の構造がエストロゲンに類似していることから、「植物性エストロゲン」とも呼ばれている。運動を組み合わせた試験では、わずかに骨量減少が抑えられたことが確認されている。最近では過剰摂取が問題視されてきているが、日常生活で、納豆などの大豆製品からとる限りは問題ないというのが、一般的な見方だ。

「もちろん、大豆に偏るのではなく、カルシウム、ビタミンD、ビタミンK、タンパク質などを豊富に含む食事をとったり、定期的に運動をしたりするのがよいでしょう」（小山医師）

カルシウムは魚や乳製品に、ビタミンDは魚やキノコ類に、ビタミンKは納豆や海藻などに豊富に含まれている。

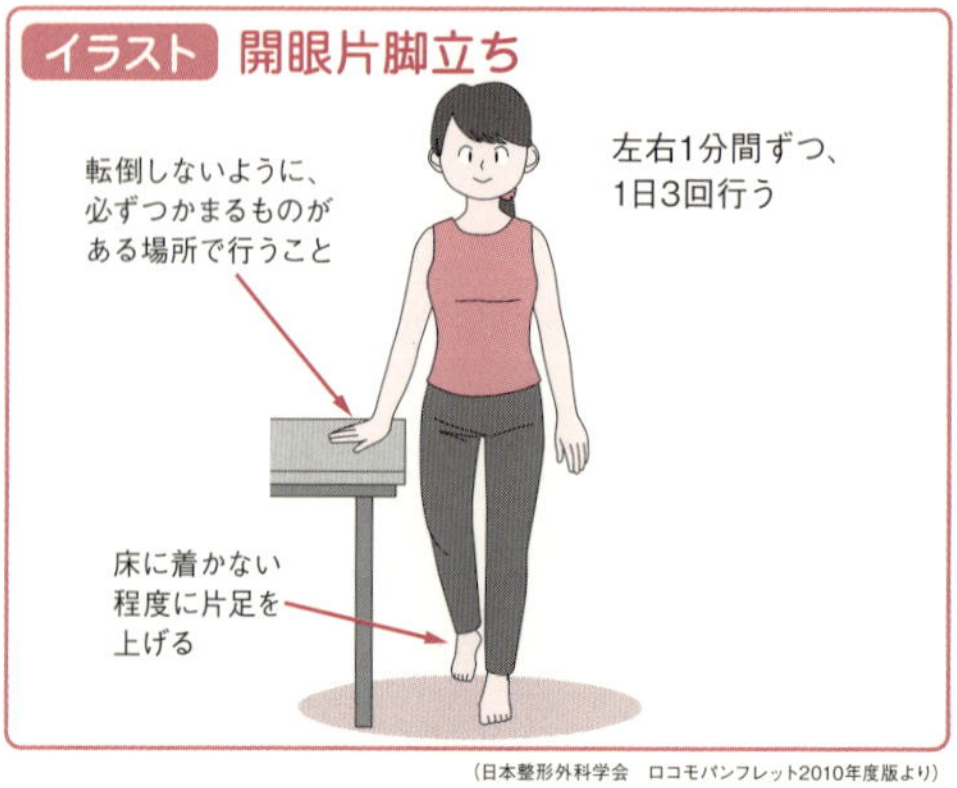
イラスト
開眼片脚立ち
左右1分間ずつ、
1日3回行う
転倒しないように、
必ずつかまるものが
ある場所で行うこと
床に着かない
程度に片足を
上げる
（日本整形外科学会　ロコモパンフレット2010年度版より）

運動については、骨を丈夫にして骨

粗しょう症を予防するのはもちろん、筋力をつけて転倒しにくい体を作る点からも欠かせない。日本整形外科学会では、開眼片脚立ち（イラスト参照）などの運動を推奨している。このほかにも、ラジオ体操やウォーキング、ストレッチなどもよいそうだ。ビタミンDの生成を促すことから、1日15〜30分の日光浴も勧めている。

グラフ HRTは骨密度の低下を防ぐ

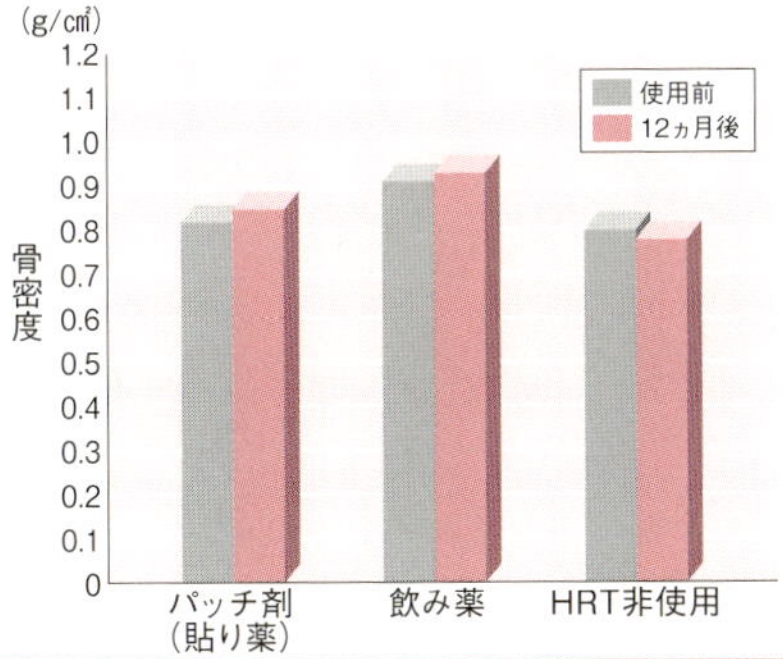

（Kitakanto Med J;56:119-127,2006より）

こうした方法だけで、骨粗しょう症が予防できない場合は、カルシウム製剤、骨吸収抑制剤などを用いる薬物治療もあるが、飲み続けなければならないなどの問題もある。更年期であれば、低下したエストロゲンを補うHRT（本文に登場）も有効な手段だ。小山医師はいう。

「閉経してから1年以上たった45〜75歳の女性66人に行った日本の研究でも、HRTは閉経後の女性において骨密度の低下を食い止め、骨折のリスクを下げることが確認されています」（グラフ参照）

ところで、骨粗しょう症による骨折でとくに問題となっているのが、脊椎（背骨）の「圧迫骨折」だ。骨折といってもポキンと折れるのではなく、重いものを持ったり転倒したりしたときに、骨がつぶれる。痛みで動くことができなくなるため、QOL（生活の質）は著しく低下してしまう。

そんな圧迫骨折に対しては、痛み止めによる薬物治療や脊椎に金具を入れて補強する治療、経皮的椎体形成術（PVP）などがある。

PVPとは、骨折したところに外から長さ20㎝ほどの針を刺して、少量の骨セメント（素材は「ポリメチルメタクリレート」というアクリル樹脂）を注入する治療。これによって圧迫骨折したところが補強されて、痛みが緩和される。PVPを圧迫骨折の治療に取り入れている東京医科大学病院麻酔科（ペインクリニック）の大瀬戸清茂医師（臨床教授）は、こう話す。

「PVPは動くと痛みが出るタイプの圧迫骨折に有効です。この治療法によって多くの方が痛みや痛みによる寝たきりの状態から解放されています」

PVPは健康保険適用外で自費診療になる。また、こうした治療をしても一時的に症状がとれただけで、将来、別の骨（脊椎）が圧迫骨折するリスクは変わらない。やはり、正しい食事や運動は続けることが大切だ。

「いつもの月経痛」が病気による月経痛に変わっている可能性も

一般的には、月経サイクルの乱れや月経痛といった月経のトラブルは、子宮の発育が未熟な若い女性に多く、月経周期が安定すると減ってくるといわれる。しかし、30代を過ぎても月経のトラブルに悩まされる女性も少なくない。そこで、30代から更年期前までの月経トラブルについてこころとからだの元氣プラザ・女性のための生涯医療センターＶｉＶｉの小田瑞恵医師（診療部長）に話を聞いた。

新常識1 30代、40代の体はライフスタイルでまったく違う！

女性の一生は、「思春期」「性成熟期」「更年期」「高齢期」の4つに分かれている（グラフ参照）。このうち性成熟期は、10代後半から閉経を迎えるまでのおよそ35年間を指すが、小田医師は「この時期は、前半と後半で分けて考えたほうがいい」と話す。

「なぜなら、性成熟期の前半は、卵巣の機能が活発で女性ホルモンがしっかり分泌されるので、妊娠や出産にもっとも適した体

グラフ エストロゲンの変化と女性の一生

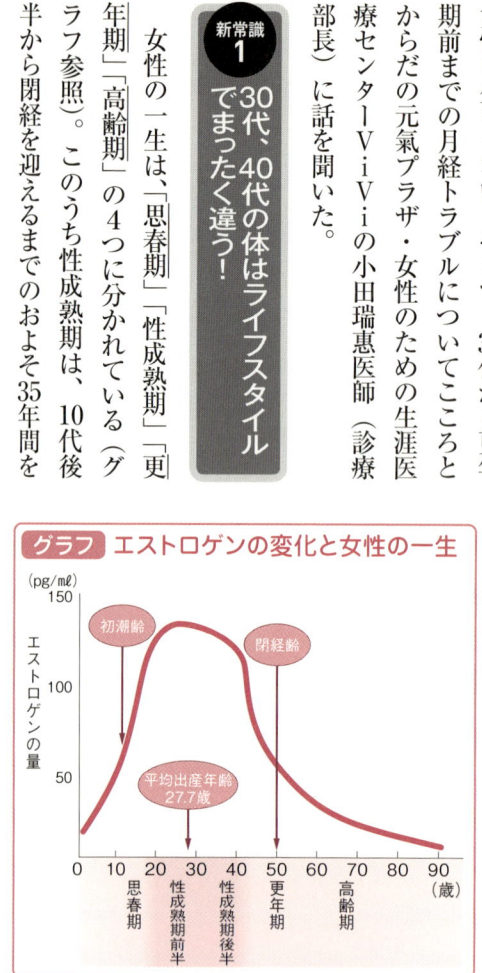

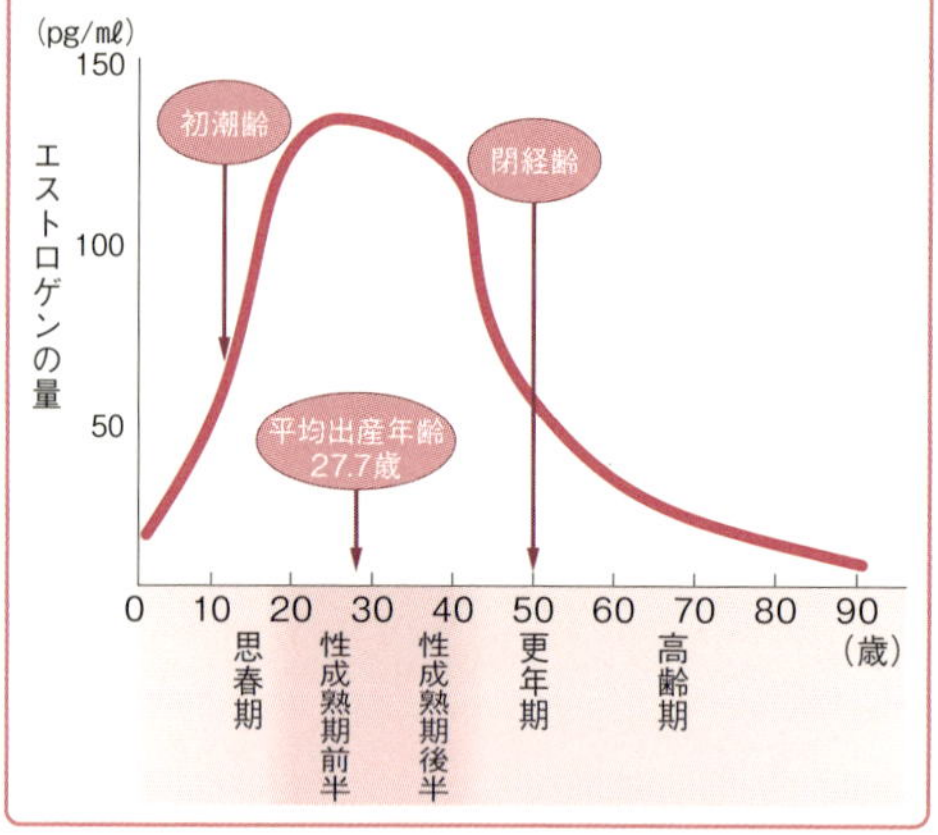

思春期
およそ8～18歳の間。乳房がふくらむ、陰毛が生えてくるなど、子どもから大人の女性に体が大きく変化する。月経が始まるのもこの時期。月経は、初めのうちは期間や量などが一定ではないが、成長とともに順調になっていく。

更年期
14ページ脚注参照。

になっているのですが、性成熟期後半は卵巣の機能が少しずつ低下して、女性ホルモンの分泌も減ってきます。区別して捉えたほうが、理解しやすいのです」（小田医師）

実際、性成熟期前半は妊孕性《にんようせい》（妊娠する力）を守ることが大切になるが、性成熟期後半は生活習慣病に対する管理など閉経後の健康を視野に入れたケアが必要となる。また、子宮頸がん（１１７ページ参照）は30代以降に、子宮体がん（１１２ページ参照）は50代以降、乳がん（１２４ページ参照）は40代以降に増加してくる。各年代に合わせた健診、がん検診も必要だ。

ただ、現代女性のライフスタイルの多様化によって、「年齢だけで健康管理をするのは難しい」とも、小田医師はいう。

「同じ40歳でも、すでに子どもが巣立っていく時期の方もいれば、子育て真っ最中の方もいる。そうかと思えば、これから子どもを産もうという方もいますし、産まないという選択をされている方もいます。こういう状況からしても、この時期の女性は、一つにまとめて『ここが問題』ということができないのです」（小田医師）

したがって、この時期に大切なのは、他人と比較せず、自分の体について自分で理解していくことだ。その際、頼りになるのが婦人科の医師だ。婦人科というと子宮や卵巣の病気の恐れがあるときに診てもらう場所と思いがちだが、実はメンタル面のトラブルやセックスレスなど、女性の心と体の健康を維持するための、さまざまな問題も扱う。

「メンタル面でいえば、月経前症候群（後述）や、『気が滅入る』『イライラする』といったものであれば、婦人科で十分対応できますし、うつ病の疑いがあるなど、しっかり精神科で診てもらったほうがいいと判断した方については、専門医を紹介することもあります。意外かもしれませんが、性生活の問題についても相談にのっています」（小田医師）

高齢期

更年期以降のことで、女性ホルモンの分泌がなくなったことで、加齢が進んでいく。年齢とともに骨がもろくなって骨折などが起こりやすくなる骨粗しょう症や、動脈硬化による脳卒中、心臓病、あるいは生活習慣病もこの時期から増えてくる。またこの時期は、健康面、生活面ともに個人差が大きいといえる。

セックスレス

さまざまな理由があって、夫婦間などで性行為が行われなくなった状態をいう。日本性科学会では、「特殊な事情が認められないにもかかわらず、カップルの合意した性交あるいはセクシュアル・コンタクトが1ヵ月以上なく、その後も長期にわたることが予想される場合」と定義している。

厚生労働省と日本家族計画協会の「第４回男女の生活と意識に関する調査（２００８年）」によると、婚姻関係にある男女でのセックスレス率は36・5％で、２００４年、２００６年に行われた同調査の結果より増加していることが明らかになった。

イラスト 子宮筋腫の種類と自覚症状

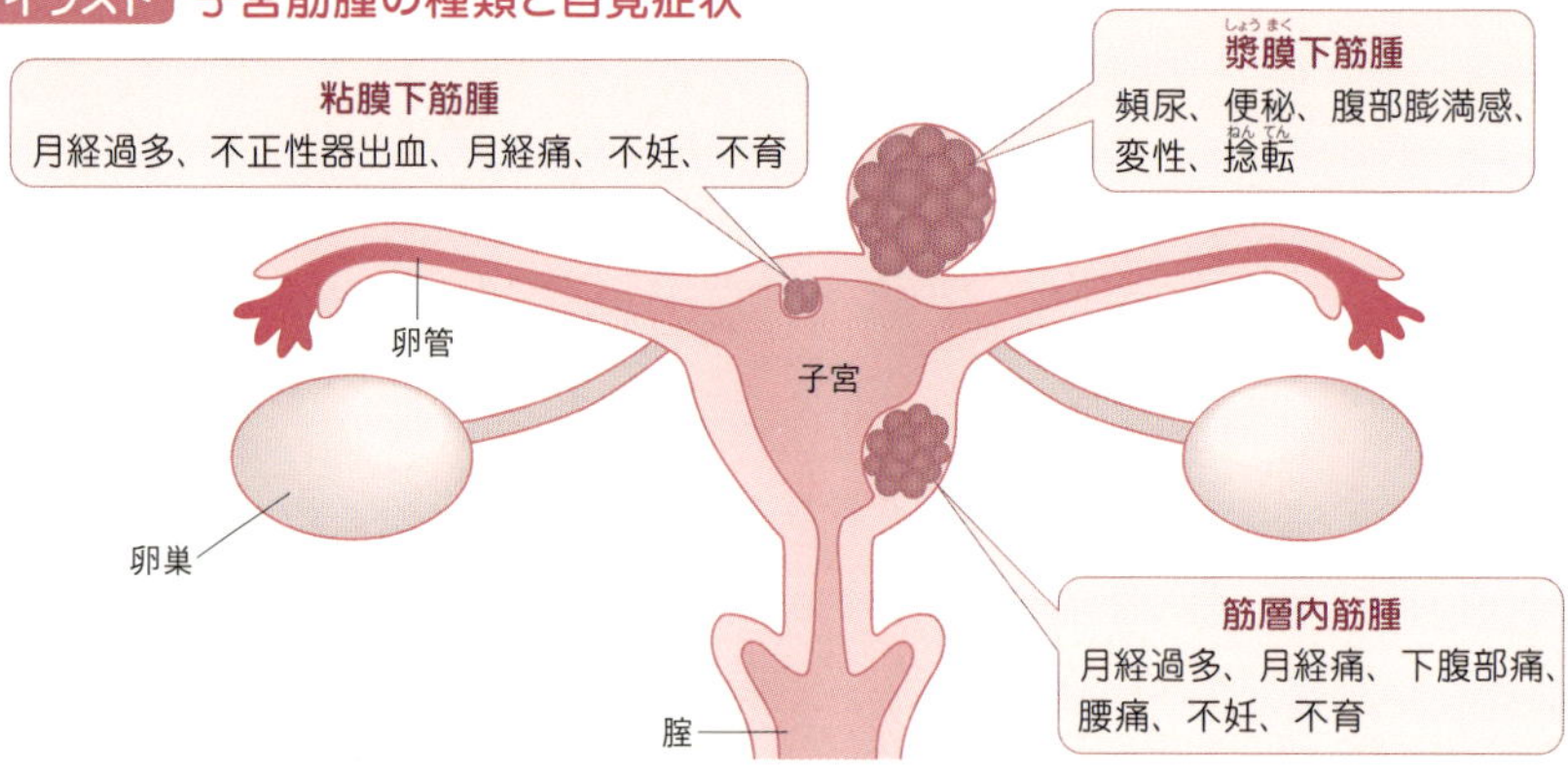

新常識2 同じ月経痛でも若い頃と原因が違う可能性も！

月経痛に関しては、いつも同じ痛みだと思っていても、10代～20代と、30代～40代では原因が異なることもある。

「若い頃に月経痛で婦人科医に診てもらったら、『機能性の月経痛』、あるいは『機能性の月経困難症』と診断された方は少なくないでしょう。**ですが、30代、40代になってもまだ月経痛があるようなら、過去に機能性のものと診断されていても、『子宮内膜症』や『子宮筋腫』などの病気がないかどうか、一度、婦人科で診察を受けたほう**がいいと思います」（小田医師）

子宮内膜症とは、子宮の内側にあって、妊娠したときに胎児のベッドになる子宮内膜と似た組織が、何らかの理由で骨盤内、卵巣、子宮の筋層内など、本来の場所以外で増殖する病気。重症度の差はあれ、月経のある女性の5～10%がかかっている病気

機能性の月経痛
子宮や卵巣などに原因となる病気がない月経痛をいう。10代～20代前半の妊娠、出産を経験していない女性に多い。後述する機能性の月経困難症とほぼ同じ意味。

機能性の月経困難症
月経困難症とは、仕事を休む、寝込んでしまうなど、日常生活に支障が出るほどの月経痛をいう。病気などの原因がない機能性の月経困難症と、子宮内膜症や子宮筋腫など病気が原因となって生じる器質性の月経困難症がある。

といわれている。

子宮内膜症は良性の病気で、閉経すれば解決するが、月経痛や骨盤痛、不妊の原因にもなるので、症状が重い場合、治療しなければ女性のQOL（生活の質）を著しく低下させる。また、**卵巣にできる内膜症「チョコレートのう腫」（123ページ参照）は、がん化する危険性があるので、婦人科で定期的に診てもらうことが大切だ。**

子宮筋腫は、子宮を作る平滑筋《へいかつ》という筋肉にできる腫瘍。40代の女性の3～4人に1人は筋腫があるといわれている。筋腫ができる位置によって3つのタイプに分かれていて、症状も異なる（イラスト参照）。主に良性の病気で、悪性化することは少なく、閉経とともに小さくなる。筋腫が大きい、不妊の原因になっている、症状がひどくて日常生活に支障が出ているといった場合、治療することになる。

さらに、機能性の月経痛でも、痛みのメカニズムが若い頃と違うことがある。

「機能性の月経痛といっても、痛みが起こる理由はさまざまです。ただ、どちらかというと若い頃の月経痛は、子宮の発達が未熟で、子宮の入り口が細くて長いため、収縮力を強めて経血を排出しようとすることから起こります。一方、**月経が安定してからの月経痛は、子宮から内膜がはがれるときに、痛み物質の『プロスタグランジン』が多量に産生されることで生じるもの。プロスタグランジンは内膜が増殖するとたくさん産生されるので、月経が安定するにつれ痛みが強くなります**」（小田医師）

30代の月経不順については、30代になっての妊娠・出産が多いいま、不妊予防という意味からも、3ヵ月以上月経がなければ婦人科の受診を。40代では更年期による月経不順と、ストレスなどで卵巣のホルモンを作る命令機能が乱れて起こる月経不順の2種類がある。血液検査で各種ホルモンの値を測ればある程度、原因がどちらか推測できる。50歳前後で1年間、月経がこなけ

子宮内膜症の治療

症状の程度によって、痛み止めの薬や漢方薬で症状をコントロールしたり、ホルモン剤などで病巣の増殖を抑えたりする薬物治療が行われる。不妊の原因となっていたり、チョコレートのう腫が見つかったりした場合は、手術で病巣を摘出したり、病巣の増殖や炎症でくっついた（癒着《ゆちゃく》した）部位をはがす治療などが行われる。

子宮筋腫の治療

子宮内膜症と同様に、症状が軽い場合は、痛み止めの薬や漢方薬で症状をコントロールし、ホルモン剤などで筋腫が大きくなるのを抑える。筋腫が大きい場合や症状が強い場合は、手術が行われる。筋腫の部分だけを摘出する場合と、子宮全体を摘出する場合がある。このほか筋腫への栄養を断つ「子宮動脈塞栓術（UAE）」や筋腫に超音波を当てて縮小させる「集束超音波療法（FUS）」などもある（いずれも自費治療）。

れば「閉経」と考えられる。

新常識3 月経前症候群は仕事のストレスなど生活環境にも関連する

もう一つ、月経周期にまつわる問題として、小田医師が挙げるのは「月経前症候群（PMS）」だ。月経前症候群とは、月経が始まる10日〜数日前から乳房が痛くなったり、イライラして怒りっぽくなったり、うつ状態になったり、むくんだりといったさまざまな心身の症状が現れ、月経が始まると治まるという病気だ。

さまざまな要因があるが、女性ホルモンの一つ、プロゲステロン（黄体ホルモン）の増減が関わっていると考えられている。さらに生活環境の変化なども関係しているようで、仕事でストレスを抱えている人、親の介護や子どもの将来のことなどで心配事がある人などに起こりやすいようだ。

「仕事をされている方は、30代、40代になると会社でのポジションが上がり、責任も重くなります。それだけでストレスがかかるのですが、そのうえ男性に負けないように働こうという意識が強い方もいて、それが結果的に月経前症候群の悪化を招いてしまうのです。最近はこういう女性が増えている気がします」（小田医師）

問診などから月経前症候群と診断された場合、症状に応じて低用量ピル、抗不安薬などの向精神薬や漢方薬などを使って治療をする。日常的にもその間だけは無理なスケジュールを入れない、自宅でゆっくりできる時間を持つなどの工夫でセルフケアも合わせて行っていくことが大切だ。

「30代の後半ぐらいから40代にかけては、更年期や高齢期を健やかに過ごすための心と体の土台を作る時期になります。先のことを考えると気が滅入りそうですが、今ここでしっかりとご自身の健康について考え、無理をせず、かかりつけ医を持ってケアをしていくことが、豊かな老後につながるのです」（小田医師）

月経前症候群の心身の症状

■身体面の主な症状
乳房が張って痛くなる、むくむ、体重の増加、下腹部痛、頭痛、腰痛、肩こり、肌あれ、便秘、下痢、発熱など

■精神面の主な症状
うつ状態、イライラする、不安、怒りっぽくなる、眠くなる、疲れやすい、集中力低下、周囲とのトラブルなど

セルフケア

本文以外のセルフケアとしては、お気に入りのエッセンシャルオイル（精油）の香りを楽しむ、好きな入浴剤を入れたお風呂に入ってリラックスするといったことがある。PMSによいとされるエッセンシャルオイルには、クラリセージ、ベルガモット、ゼラニウム、ローズ、ネロリ、ジュニパーなどがある。

COLUMN

不正出血を見逃すな 重大な病気のサインになることも

月経ではないのに膣から出血することを、「不正性器出血（不正出血）」という。月経のような多量の出血もあれば、おりものに少し色がついた程度の軽い出血もある。また、月経と月経の間に見られるもの、性交時に見られるものなど、さまざまだ。子宮、膣だけでなく、尿道、肛門などから出血していることもある。

「不正出血の多くは心配のない機能性子宮出血（後述）や良性の病気によるものですが、なかにはがんなどの重大な病気が潜んでいることもあるので、『これくらいなら……』と自己判断せず、一度は婦人科を受診することが大切です」

と小田医師（本文に登場）はいう。

不正出血の原因となる病気と起こりやすい年齢は表のとおり。

機能性子宮出血は、検査をしても子宮に炎症や外傷、腫瘍《しゅよう》などが見られない不正出血で、ホルモンの分泌異常などで生じることが多い。起こりやすい年齢は20代から40代までと幅広いが、とくに思春期や更年期など、ホルモンバランスが乱れる時期に多い。

子宮膣部びらん（びらんは、「ただれ」という意味）は、子宮の入り口である子宮膣部に、子宮頸部にある粘膜層が広がって、ただれたように見える病気で、これも不正出血が生じやすい。女性ホルモンの分泌の活発な若い年代で、しばしば見かける。

重要な病気としては、子宮頸がん（117ページ参照）や子宮体がん（112ページ参照）があり、不正出血が重要なサインになる。子宮頸がんは初期の段階は症状がないが、進行すると不正出血が見られるようになる。子宮体がんは初期から不正出血があることが多い。

「とくに子宮体がんの増加する更年期前後で不正出血があった場合は、ホルモンバランスの乱れによる機能性子宮出血との鑑別が必要です。すぐに診てもらってください」（小田医師）

また、性交時の出血は「接触時出血」といい、膣や子宮膣部のびらんによる出血や、膣の粘膜表面の傷からの出血などが原因。膣や子宮頸部の細菌感染で起こる膣炎や子宮頸管炎、子宮頸管にできたポリープが原因で出血することもある。子宮頸がんによる接触時出血もあるので、やはり一度は医師に診てもらったほうがよいだろう。

表　不正出血と考えられる病気

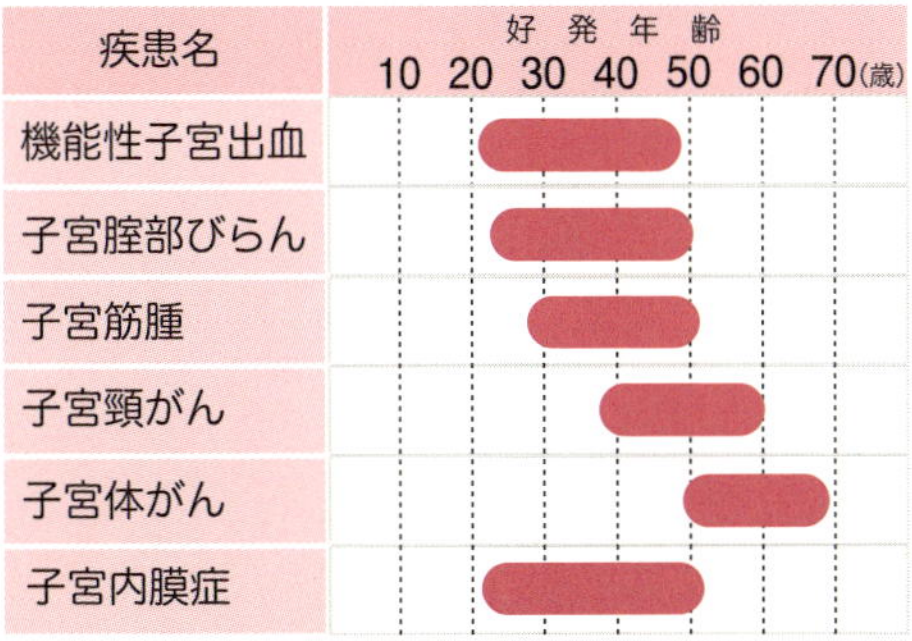

（臨床婦人科産科　60巻4号より改変）

オンナの病気新常識 15 子宮体がん

更年期になったらまずは子宮体がん検査を！

国立がん研究センターの調査によると、2005年に国内で子宮がんと診断された女性は2万5000人強。患者数は乳がん、大腸がん、胃がん、肺がんに続き、5位だ。

子宮がんには、子宮の入り口である頸部にできる子宮頸がんと、子宮の奥の体部にできる子宮体がんとがある（イラスト参照）。以前は、子宮頸がんと子宮体がんをまとめて子宮がんと呼ぶことが多かったが、いまは、子宮頸がんと子宮体がんとに分けている。がんができる原因やがんの種類、危険因子（リスクファクター）、自覚症状、かかりやすい年齢など、多くの点で異なるためだ（表1参照）。本書では本文で子宮体がんを、コラム（117ページ）で子宮頸がんを取り上げることとする。

イラスト　子宮と卵巣の構造と子宮がん、卵巣がん

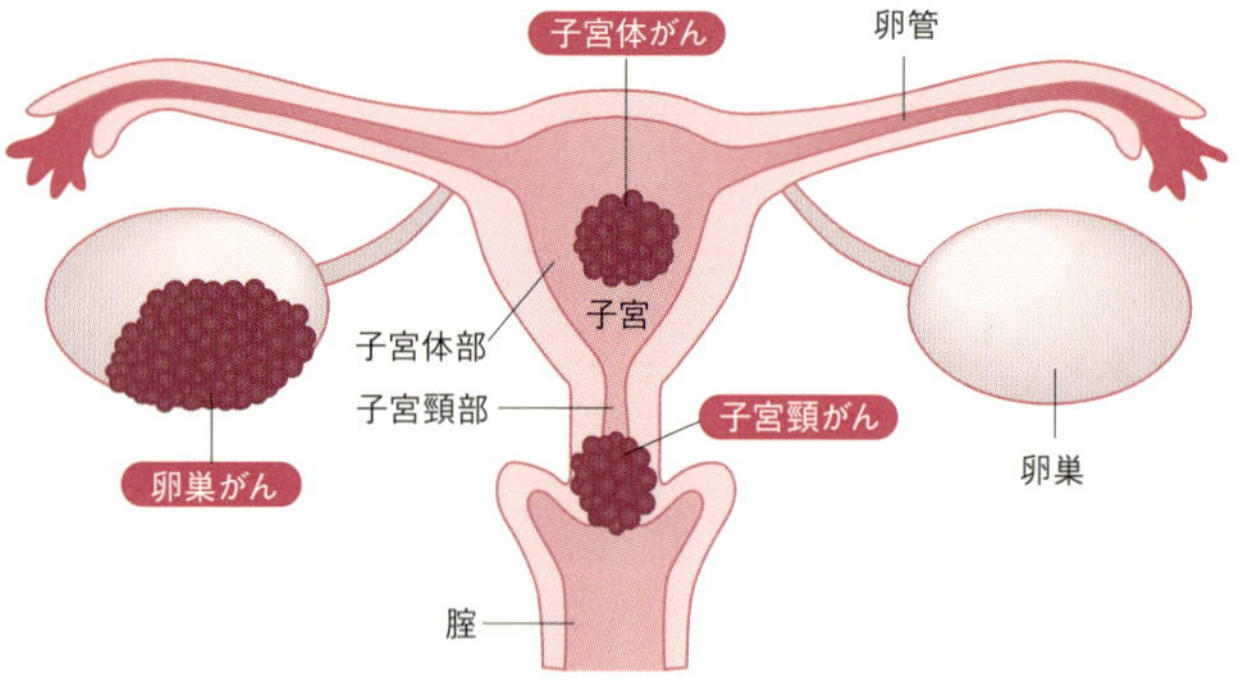

（GSK子宮頸がん情報サイトより）

表1　子宮頸がんと体がんの違い

	子宮頸がん	子宮体がん
原因	ヒトパピローマウイルス（HPV）の感染	内膜の増殖など
危険因子	妊娠・出産回数が多い、喫煙など	月経不順、無月経や排卵異常、子宮内膜症、妊娠や出産の経験なし、ホルモン補充療法を受けた、肥満、高血圧、糖尿病など
自覚症状	性交時の出血	不正性器出血、おりもの、排尿痛、排尿困難、性交時痛、骨盤領域の痛みなど
年齢	30代から増加し始める	50代～60代に多く、年々増加

新常識1 自治体の子宮がん検診では子宮体がんは見つからない

今回、話を聞いたのは、癌研有明病院レディースセンターのセンター長で、同院副院長の瀧澤憲《けん》医師。同病院は子宮体がんなど婦人科がんの手術数で全国一を誇る。瀧澤医師は子宮体がんについて、

「自治体で行う子宮がん検診を受けているから安心、というのは、子宮体がんに関しては誤りです」

と話す。**実は、自治体のがん検診では子宮がん検診という名目で実施されているが、実際に検査しているのは子宮頸がんだけなのである。**

「子宮頸がんはがんが子宮の入り口付近にできるので、子宮の腟側に露出している部分の粘膜を綿棒などでこすり取って、それを調べる細胞診で分かります。技術的に簡単でコストもかからないので、広く行われています。これに対し、子宮体がんは、子宮の奥、体部（赤ちゃんが育つところ）の内膜細胞をこすり取ってくる細胞診が必須となります。目で見えない部分から細胞を取るため、技術的に少し難しく、女性の側も痛みや出血を伴います。また、特殊な細い棒状の器具を使うので、費用も高くなります」（瀧澤医師）

自治体での子宮体がん検査が普及していないのは、このような理由があるためだ。

したがって、詳しくは後述するが、**年齢的に子宮体がんにかかるリスクが高くなる更年期前後の年代の女性が、検診を受ける場合は、「出血など何らかの症状があって心配なので、子宮体がん検査もしてほしい」と伝えることが大事だ。それができないときには、別に子宮体がん検査を含む婦人科がん検診を受ける必要がある。**

新常識2 注意が必要なのは閉経後2～3年の50代

子宮体がんは、閉経前後に発症すること

子宮がん検診
自治体が行っているがん検診の一つ。胃がんのバリウムを使ったX線検査、肺がんの胸部X線検査と喀痰《かくたん》検査などがあり、子宮頸がん検診については、細胞診が行われる。２００４年から枠を20歳以上に広げた。検診は2年に1度になる。不正出血などを訴える場合には、子宮体がん検査を行うのが原則であるが、集団検診ではほとんど実施されていない。

細胞診
綿棒などで子宮頸部、子宮体部の粘膜表面をこすり取って得られた細胞、針を刺して吸引した細胞、痰に含まれている細胞などを顕微鏡で調べ、悪性かどうかを診る検査。

が多い。だからこそ、40代半ばぐらいの更年期にさしかかる年齢からは、とくに定期的な婦人科がん検診を欠かさないことが大事だ。また、不正出血や下腹部鈍痛などの症状があったら、すぐに産婦人科を受診したほうがいい。

ところが、瀧澤医師によると、女性の多くは、「産婦人科は月経の不調や妊娠、出産でお世話になるところ」と思っているふしがあり、とくに更年期や閉経直後の女性では、不正出血などの症状があっても、「更年期だからしかたない」と思い込んで、産婦人科になかなか足を運ばないことが多いという。

「症状を放っておいた結果、診断が遅れてしまったというケースが今でも少なくないのです」（瀧澤医師）

実は、子宮体がんは、ヒトパピローマウイルス（ＨＰＶ）感染などが原因の子宮頸がんと異なり、女性ホルモンの一つ、エストロゲン（卵胞ホルモン）や月経サイクルと深い関わりがあることが知られている。

エストロゲンは卵巣から分泌されるホルモンで、子宮の内膜にはたらきかけて、内膜細胞の増殖を促したりする。排卵があると、もう一つの女性ホルモン、プロゲステロン（黄体ホルモン）の分泌が始まり、内膜は受精卵が着床しやすい状態に変わる。

このときに妊娠が成立しないと、プロゲステロンを分泌する黄体が自然退縮するため、エストロゲンもプロゲステロンも分泌が急減して、子宮内膜は子宮からはがれ落ち、外に排出される。これがいわゆる月経で、毎月繰り返されるこの一連の流れを月経サイクルという。

更年期になって、排卵が起こらなくなるとプロゲステロンは分泌されなくなるが、エストロゲンはまだ分泌が続いている。そのため月経サイクルが乱れて、今まで月経として定期的にはがれ落ちていた内膜が、数ヵ月以上も子宮のなかに残ったままになる。

ヒトパピローマウイルス

子宮頸がんは子宮体がんと違い、ヒトパピローマウイルス（ＨＰＶ）というウイルスに感染することで起こるといわれている。

ＨＰＶは１００種類以上あり、どこにでも存在し、性交経験のある女性の約80%は生涯に一度は感染するといわれている。

そういう意味では、性交経験のある女性であれば、子宮頸がんになるリスクはあるわけだ。それでも子宮頸がんにならない女性が多いのは、感染しても、ふつうは自然にウイルスが排除されるからだ。そのなかで、まれに感染が持続するタイプがあり、それががんの一歩手前といわれる前がん病変となり、ついにがんに変わる可能性がある（１１７ページのイラスト参照）。感染からがんになるまでは、数年から十数年といわれている。

「その残った内膜細胞の一部が何らかのきっかけで時間をかけてがん化していくと考えられています。子宮体がんにかかる女性が50代に多いのは、このような理由からです」（瀧澤医師）

閉経前後に子宮体がんのリスクが上がるという事実がある以上、「閉経したから産婦人科を卒業」ではなく、「閉経後だからこそ、ちょっとした不正出血も産婦人科で診てもらう」という意識を持つことが大切なのかもしれない。

新常識3 更年期障害を感じたら子宮体部の細胞診や内診を！

多くのがんでは、その進行の程度や周りの臓器への広がり具合によって、病期（ステージ）が定められている。子宮体がんも早期がんのⅠ期から進行がんのⅣ期まで分かれている（表２参照）。

癌研有明病院で治療を受けた子宮体がんの患者の内訳を見ると、１２６人のうち早期にあたるⅠ期が66人いた（表３の２００６年参照）。半数以上が早期がんで治療を受けていることになる。また、５年間子宮体がんが再発しなかった割合（無病生存率）を見ると、同院の例では、早期がんのⅠｂ期では90％以上、Ⅱ期で80％以上、Ⅲ期でも60％以上となっている（表３参照）。５年間再発なしということは、「ほぼ治った」といえる。

「実は幸いなことに、子宮体がんは進行が遅いがんの一つです。厚い子宮の壁に阻まれているため、がんが広がりにくく、転移もしにくい。したがって、症状が出てから受診しても早期がんでの発見、治療が可能なのです」（瀧澤医師）

しかしながら、症状を放っておいて、タイミングを逃してしまうと、一気に状況が悪くなる。表3を見ると分かるように、Ⅳ期の進行がんになると5年無病生存率は20％程度になってしまう。だからこそ閉経後5年間はとくに子宮体がんのことを意識す

子宮体がんの病期（Ⅰ～Ⅳ期）

子宮体がんは手術後に、病期（病気の進行度）が確定する。Ⅰ期からⅣ期まであり、さらにそれぞれa～c（Ⅱ期とⅣ期はbまで）に分かれている。

表２　子宮体がんの病期

Ⅰ期	がんが子宮体部だけに認められるもの
Ⅱ期	がんが子宮頸部まで広がったもの
Ⅲ期	がんが骨盤内部にとどまっているもの。または骨盤内あるいは大動脈周辺リンパ節に転移を認められるもの
Ⅳ期	がんが体の他の部位へ広がるか、膀胱、あるいは腸の内腔を侵すもの

べきで、症状があったら速やかに病院に行くべきなのだ。

子宮体がんの自覚症状でもっとも多いのが不正出血だ。そのほかにおりものや下腹部鈍痛、排尿異常、性交時痛、骨盤の周りの痛みなどが見られることもある。

注意したいのは、「更年期障害（96ページ参照）だと誤解すること」だ。自覚症状を見ても分かるとおり、子宮体がんも更年期障害も、不正出血など似たような症状が出る。そのため、婦人科の医師でも更年期障害という前提でホルモン補充療法などの治療を始めてしまい、子宮体がんの治療が遅れるケースもあるそうだ。

「本来なら医師は患者さんの話から子宮体がんが疑われるときは、子宮体がんの検査をするのですが、広く婦人科の病気やお産などを扱っているところでは、まずは更年期障害を疑って、子宮体部の細胞診や経膣超音波検査、内診をしないところがあるようなのです」（瀧澤医師）

自覚症状があったにもかかわらず、また、病院を受診したのにもかかわらず、進行した状態で見つかる――こんな悔しい結果にならないためにも、リスクの高い年齢の人が一般の病院や医院の産婦人科を受ける際は、「子宮の入り口だけでなく、子宮の奥も検査をしてほしい」「子宮体がんの可能性はないのか」と伝えたほうがよい。

表3　癌研で手術した子宮体がんの患者の症例数と治療成績

病期	2005年（例）	2006年（例）	5年無病生存率
Ⅰa	24	27	100%
Ⅰb	34	25	90%以上
Ⅰc	11	14	―
Ⅱ	6	8	80%以上
Ⅲ	23	42	60%以上
Ⅳ	2	10	20%以上
合計	100	126	

子宮体がんの治療
子宮体がんは、Ⅳ期以外の初回の治療は手術になる（出産を希望する人はホルモン剤を使うホルモン補充療法を一時的にすることも）。Ⅲ期以降になると、手術後に化学療法（抗がん剤による治療）や放射線治療が加わる。Ⅳ期は化学療法、放射線治療、ホルモン補充療法のいずれかが行われる。

術後の化学療法としては、アドリアマイシン（製品名アドリアシン）とシスプラチン（製品名プリプラチンなど）を併用した「AP療法」が行われることが多い。

ホルモン補充療法
HRTともいう。58ページ脚注参照。

COLUMN

子宮頸がん予防ワクチンで新たな問題が発生

子宮頸がんの発がんに関与するHPVへの感染を予防するのが、子宮頸がん予防ワクチンだ。日本では2009年から使用でき、多くの医療機関で予防接種が始まっている。ちなみに、100ヵ国以上ですでに承認されている。子宮頸がんワクチンが日本で接種できるようになったことは、女性に福音をもたらしたが、その一方で、がん予防の面ばかりが強調されてしまい、正しい知識が広まっていないのも事実だ。

例えば、日本産科婦人科学会などでは11〜14歳の女児を中心に45歳までの女性に対し、ワクチンの接種を推奨しているが、すでに感染している状態を治すことはできない。またワクチンを接種したからといって、子宮頸がん検診を受けなくていいというものでもない。現在のワクチンは、HPVの16型と18型のウイルス感染を予防できるが、それ以外のウイルス感染は予防できない。日本人の場合は3分の1以上が16型、18型以外のHPVに感染して子宮頸がんにいたる。

さらに、瀧澤医師（本文に登場）は子宮頸がんをわずらった女性に対する偏見が起こりかねないことを危惧する。

「HPVは性交渉をしなければ感染しない『性感染症』というイメージが広まり、『子宮頸がんになった女性はふしだら』というイメージが広まることが怖い。ワクチンばかりに目を向けないで、子宮頸がんの正しい知識も含めて普及させるべきです」

子宮頸がんワクチンについては、世界的には公費による無償接種が行われているが、わが国では2010年度の補正予算案でワクチン接種の予算が計上されたところだ。対象は中学1年から高校1年と限られるが、これにより今後の無償接種が期待される。成人女性も新たな感染予防として自費で受けることは可能だ。その場合、医療機関で異なるが数万円ほどかかる。

イラスト 感染から子宮頸がんになるまで

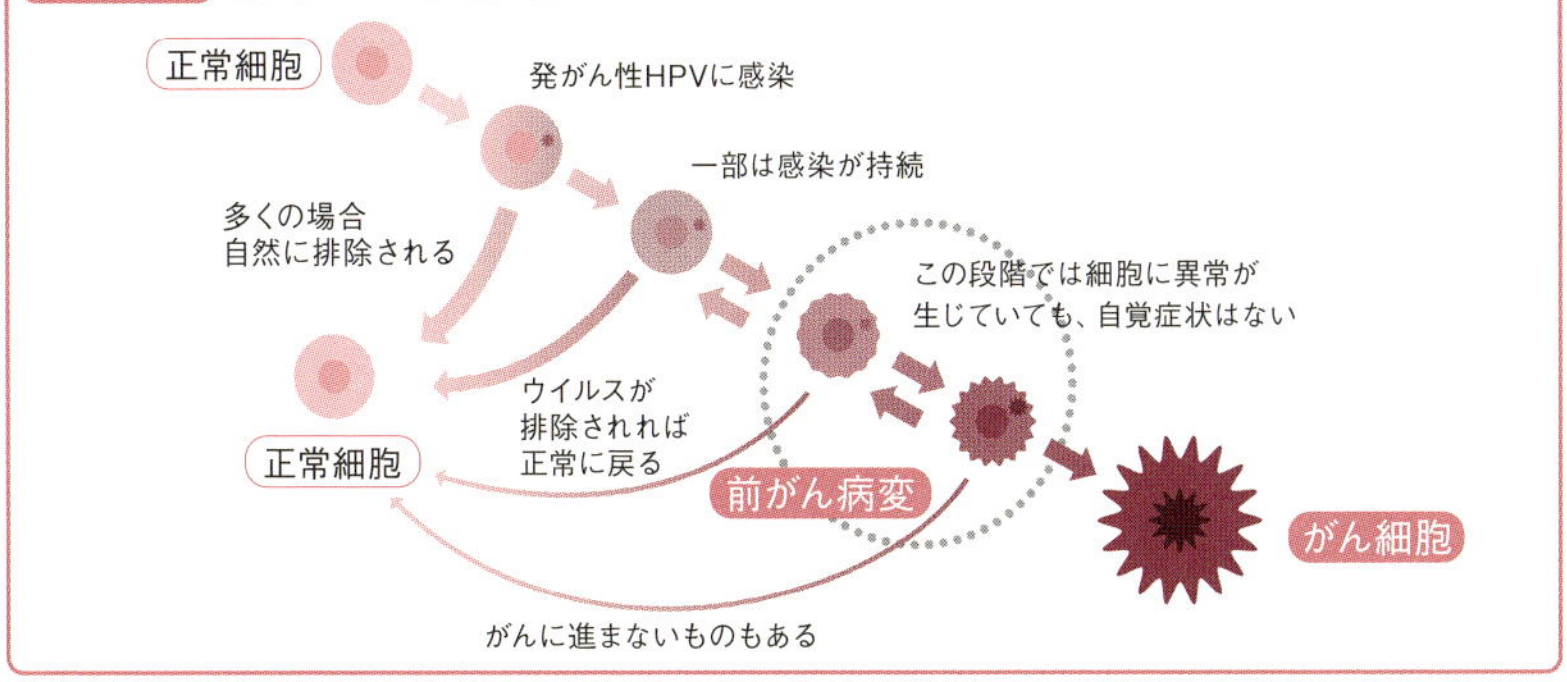
正常細胞
発がん性HPVに感染
一部は感染が持続
多くの場合
自然に排除される
この段階では細胞に異常が
生じていても、自覚症状はない
ウイルスが
排除されれば
正常に戻る
正常細胞
前がん病変
がん細胞
がんに進まないものもある

（GSK子宮頸がん情報サイトより）

「ウエストが太った」「おなかが張る」は危険信号

卵巣は子宮の両側にある親指大のアーモンド形をした臓器で、なかには卵子のもととなる原始卵胞が詰まっている。この卵巣にできる悪性腫瘍が卵巣がんである（112ページイラスト参照）。毎年8000人あまりが卵巣がんと診断されている。

卵巣がんは閉経前後にかかりやすいがんの一つだが、症状が出にくいため早期発見が難しいといわれる。だからこそ、今のうちから知っておきたいこと、やっておきたいことがある。

新常識1 ライフスタイルの変化で今後増える可能性

卵巣がんにかかる人は、ここ30年で少しずつ増えている。子宮がんにかかる人がほぼ横ばいなのとは対照的だ（グラフ1参照）。

なぜ卵巣がんは増えているのだろうか。癌研有明病院レディースセンターのセンター長で、同院副院長の瀧澤憲医師（112ページの子宮体がんでも登場）は、その理由として「妊娠や分娩数の減少、最初に妊

グラフ1 婦人科がんの罹患《りかん》者数の年次推移

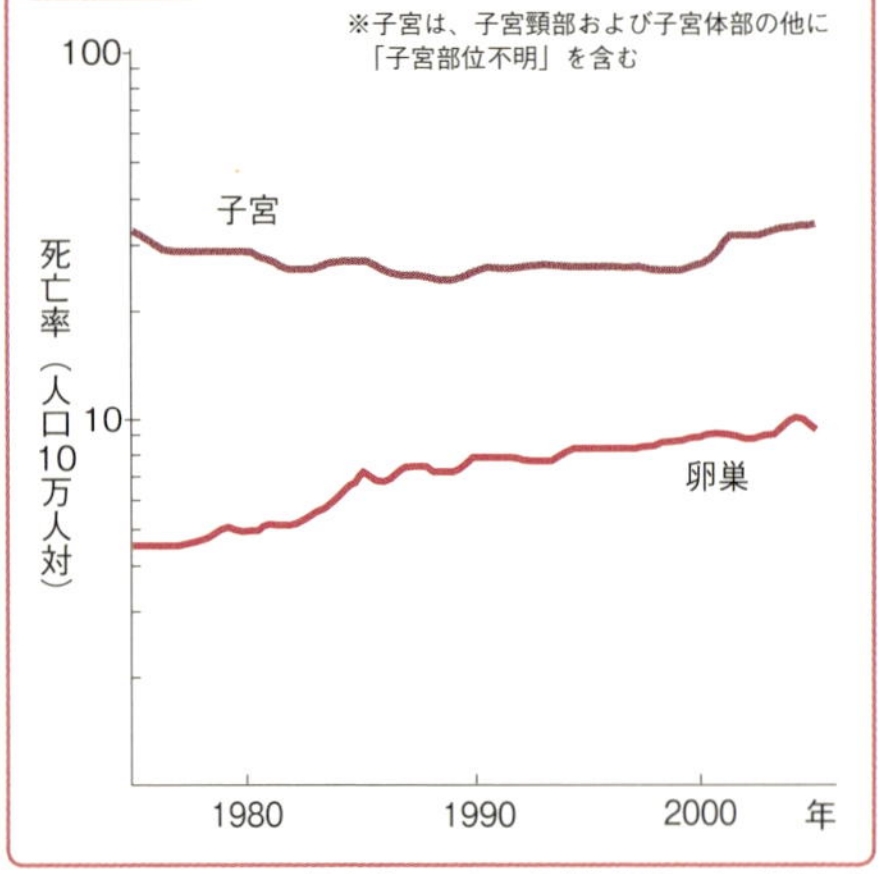

※子宮は、子宮頸部および子宮体部の他に「子宮部位不明」を含む

（国立ガンセンターがん対策情報センター資料より）

卵巣のはたらき
卵巣は排卵を行うほか、女性ホルモンを分泌するというはたらきも担っている。

卵巣がん
卵巣がんの罹患者は年々、増えており、この半世紀で8倍以上にもなっている。国立がん研究センターの「がん情報サービス」によると、卵巣がんにかかる人は40代から増え、50代前半でピークを迎える。その後はほぼ横ばいで、80歳以上でまた増加するとのこと。

娠する年齢の高齢化」などを挙げる。

「ここ30～40年間を振り返って、何が大きく変わったかといえば、それは女性のライフスタイルです。女性が男性と同じように社会で働くことを選べるようになり、また結婚や出産についても以前に比べて多様化してきました。その結果、女性が生涯で妊娠・出産する回数が減り、最初に妊娠する年齢が高くなってきました。こうしたことが卵巣がんの患者さんの増加と大きく関わっていると考えられます」

女性は初潮から閉経までのおよそ40年間、月経と排卵をほぼ毎月、繰り返す。ところが、**実はこの排卵が継続して行われることが卵巣がんの危険因子の一つとされているのだ。排卵する、つまり卵巣から卵子が飛び出すと、卵巣の表層にある上皮が傷つく。この傷が治る際、上皮細胞増殖因子の過剰な分泌などによって上皮細胞が過剰増殖するが、このときにがん化することがある、というのだ。**

妊娠し、出産後に1年間授乳すると、排卵機能が2年間ほど止まる。仮に3人子どもがいたら、40年間のうちの6年間は排卵しないことになる。反対に、妊娠、出産経験がなかったり、少なかったりすると、それだけ排卵が継続することとなり、卵巣がんにかかる危険率が高まると考えられる。また、排卵を抑える経口避妊薬、いわゆる低用量ピルの使用は、卵巣がんのリスクを

グラフ2 経口避妊薬と卵巣がんの関係

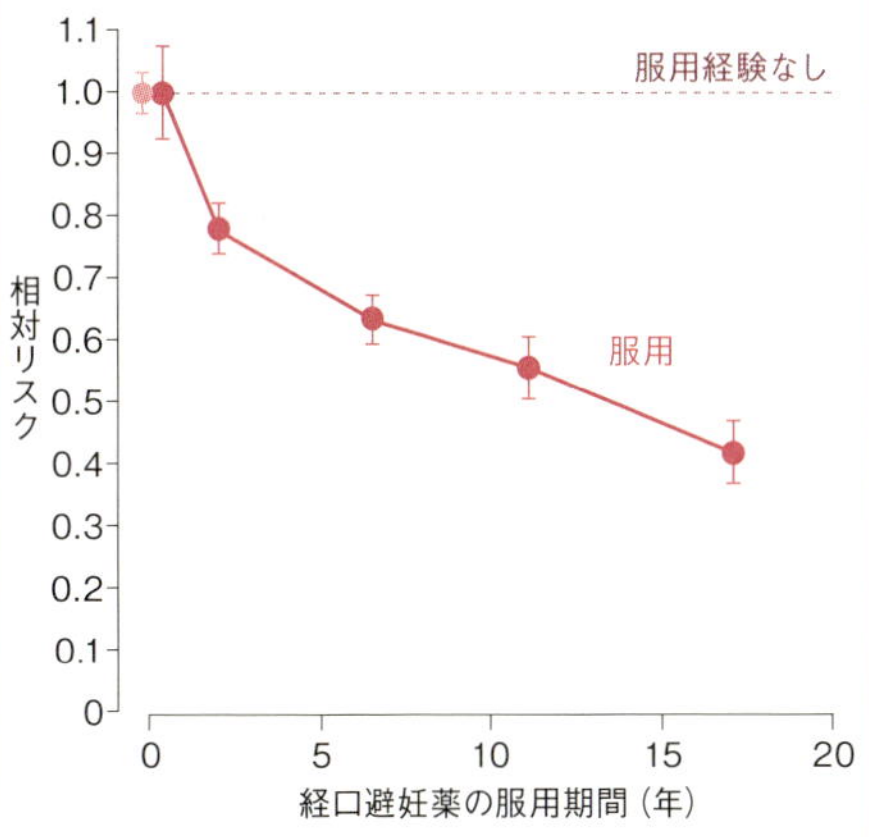

(Lancat 2008; 371: 303-14)

女性の妊娠・出産
東京都が出した2009年の年報（東京都人口動態統計年報）によると、出産年齢では30代後半から40代前半が増加。25～29歳での出生数より、35～39歳での出生数が上回っていることが明らかになった。ちなみに、このデータによると30～34歳の出産がもっとも多く、35～39歳、25～29歳、20～24歳、40～44歳と続く。

経口避妊薬（低用量ピル）
エストロゲン（卵胞ホルモン）とプロゲステロン（黄体ホルモン）を含むホルモン剤で、低用量とあるのは、ホルモンの含有量を抑えているため。最近はあまり使われていないが、低用量よりもホルモン量が多い中用量もある。
低用量ピルは避妊薬として用いるほかに、月経痛などが起こる月経困難症や月経の量が多くなる過多月経などに効果があるとされている。

低下させることが分かっている（グラフ2参照）。ただ、排卵誘発剤については、現在のところ結論は出ていない。

さらに瀧澤医師によると、排卵のほかに食事内容の変化や社会進出などによるストレスも、卵巣がんの原因になっている可能性があるという。

「欧米では乳がんや卵巣がんと高タンパク食、高脂肪食との関係が指摘されています。日本ではまだそこまで高タンパク食、高脂肪食をとっていませんが、とりすぎはリスクになると考えられます。また、ストレスは無排卵の原因になるなど、卵巣の機能に少なからぬ影響を及ぼします。卵巣がんのリスクになるといえるのです」（瀧澤医師）

新常識2 チョコレートのう腫はがん予備軍の可能性？

これまで見てきたライフスタイルにおけるリスク以上に、**卵巣がんの大きなリスクとして瀧澤医師ほか多くの婦人科がんの専門医が重視しているものがある。それは「チョコレートのう腫」という病気だ**（123ページコラム参照）。この病気自体は良性だが、何らかのきっかけでがん化することが分かってきたのだ。

実は卵巣がんと一口にいっても、さまざまなタイプがある。それを組織型から大きく分けると、「漿液性《しょうえきせい》腺がん」「粘液性腺がん」「類内膜《るいないまく》腺がん」「明《めい》細胞腺がん」の4つになる。患者数では、漿液性腺がんがもっとも多く、最近増えているのが明細胞腺がんだ。

「卵巣がんには、突然、がんが発生するものと、がんのもととなる前がん病変ががん化するものがありますが、最近の研究から、明細胞腺がんや類内膜腺がんは、チョコレートのう腫からがん化することが分かってきたのです。**実際、5㎝以上のチョコレートのう腫を定期検査で追っていくと、10年ぐらいの間に5％ががん化するといわれています**」（瀧澤医師）

排卵誘発剤
排卵を促す排卵誘発剤の使用については、これまで卵巣がんにかかるリスクを高めるといわれてきたが、デンマークで行われた研究では排卵誘発剤は卵巣がんのリスクを高めないという結果が出ており、現状では不明だ。この結果は2009年に報告されている。

組織型
がん細胞が構築する形態（組成）を顕微鏡で拡大して調べる「病理検査」で分かる。

漿液性腺がん
卵巣がんは組織型（前脚注）でいくつかに分けられている。漿液性腺がんは頻度的にもっとも多いがんで、抗がん剤が効きやすいという特徴がある。

粘液性腺がん
頻度的には決して多くないが、抗がん剤が効きにくいタイプ。

類内膜腺がん
漿液性腺がんと同様、抗がん剤が効きやすいがん。頻度的には3番目となっている。

必ずしも「チョコレートのう腫＝卵巣がん」ではないが、見方を変えると、この病気があると診断された人は、定期的にしっかり検査を受けて、必要に応じて治療をすることが大切なのである。

新常識3 早期で見つけにくいがんの一つ 閉経前後でおなかの張る人は注意

もう一つ、知っておきたいことは、卵巣がんは「とても見つけにくいがん」であるということだ。卵巣がんにも病期がある（表1参照）。癌研有明病院の場合、Ⅰ期で受診する人が多いが、Ⅲ期も決して少なくない（表2参照）。

多くのがんは、自覚症状があったり、検診で怪しい病変などがあったりすることで見つかる。そこから詳しい検査をして、治療方針が決まっていく。

ところが、卵巣はおなかのなかでぶら下がった状態で存在しているので、多少、腫れたぐらいでは症状が起こりにくい。子宮体がんや頸がんのように不正出血もあまりない。**「最近、スカートがキツイけれど、太ったかしら？」「おなかが張って苦しい。便秘かしら？」などと思っていたら、実は卵巣がんが進行していて、腹水が溜まっていたという例も少なくない。**

がん検診で見つかればいいが、卵巣がんになる人がほかの婦人科がんより多くないことから、乳がんのマンモグラフィ検査や子宮頸がんの細胞診などのような、自治体のがん検診は行われていない。自分で「卵巣がんの検査」を含んでいる人間ドック、婦人科検診を探す必要がある。

さらに卵巣がんの場合、手術をしなければ、それが悪性（がん）か良性の腫れものかどうか分からない。「可能性がある」という状態でおなかを開き、その場でがんかどうかを病理検査にかける「迅速診断」をすることになる。瀧澤医師によると、卵巣がんも早期がんで見つかって、手術で卵巣を摘出し、その後に抗がん剤治療を受けれ

明細胞腺がん　頻度的には2番目と少ないものの、近年増えているタイプ。抗がん剤が効きにくい。

病期　卵巣がんは表1のように、大きくⅠ期からⅣ期に分けられている。

表1　卵巣がんの病期

Ⅰ期	がんが片側、あるいは両方の卵巣だけにとどまっているもの
Ⅱ期	がんが周り（卵管や子宮、直腸、膀胱など）の腹膜に転移しているもの
Ⅲ期	がんが卵巣の周りの腹膜だけでなく上腹部にも転移している、あるいは後腹膜リンパ節に転移しているもの
Ⅳ期	がんが腹腔の外に転移している、あるいは肝臓に転移しているもの

表2　癌研で手術した卵巣がん患者数

種類と病期		2007年（例）	2008年（例）
境界悪性		19	14
卵巣がん	Ⅰ期	22	29
	Ⅱ期	12	15
	Ⅲ期	17	26
	Ⅳ期	15	14
卵管がん		5	8
腹膜がん		3	3
合計		93	109

ば治る可能性が高いという。しかし早期で見つかることがなかなか難しいところが、このがんの最大の問題なのだ。

「卵巣がんは閉経前後にできやすいので、この時期は定期的に婦人科で経腟超音波検査を受け、卵巣の状態を確認することが大切。閉経前後で変な出血がある、おなかが張るといった症状があったら、すぐに婦人科で診てもらってください」（瀧澤医師）

新常識4　卵巣がんになりやすい人がいることが分かってきた

卵巣がんでは、昔から家族（母親や姉妹）が卵巣がんをわずらった人はリスクが高い、ということは知られているが、最近では、卵巣がんになりやすい人は、特定の遺伝子ＢＲＣＡ１とＢＲＣＡ２に変化（変異）があることが分かってきた。この遺伝子変化は親から子どもへ受け継がれるという。

「アメリカの報告では、ＢＲＣＡ１遺伝子に異常があると、６割ぐらいが卵巣がんになるといわれています。ＢＲＣＡ２遺伝子の異常の場合は、ＢＲＣＡ１の３分の１くらいですが、やはりリスクは問題がない人よりも高くなります。ただ、ＢＲＣＡ遺伝子検査は健康保険がきかないため、検査費用は高額ですし、その方自身だけでなく、家族やお子さんの将来にも影響が及ぶ検査です。よく家族で話し合った上で、検査を受けるようにしてください」（瀧澤医師）

抗がん剤治療

卵巣がんは子宮体がん、子宮頸がんと比べて抗がん剤が効きやすいがんとされている。

卵巣がんというと、「ドラッグ・ラグ（薬の承認格差）」があるがんの一つとされている。最近では「リポソーマル・ドキソルビシン（製品名ドキシル）」がスマイリー（ホームページはhttp://ransougan.e-ryouiku.net/index.html）など患者会のはたらきかけによって、承認された。このほかにも、新たに数種類の抗がん剤が卵巣がんで保険適用されたり、その見込みとなっている。

COLUMN

卵巣がんの原因？チョコレートのう腫とは

卵巣がんのうち、明細胞腺がんや類内膜腺がんの前がん病変として注目されているのが、「チョコレートのう腫」という病気だ。日本人女性の14〜15人に1人、不妊症の女性の3人に1人がかかっているといわれている。

「チョコレートのう腫の患者さんを定期的に診ていったところ、急に卵巣が大きくなったため、手術をしたら卵巣がんが見つかった。——こんな例が、次々と報告されています」

と瀧澤医師（本文に登場）はいう。

チョコレートのう腫は子宮内膜症（108ページ参照）の一つで、子宮内膜組織が卵巣に入り込んで増殖したものだ。月々の月経血が卵巣内に溜まっていき、それが古くなって溶けたチョコレートのような状態になることから、こう呼ばれる。

症状はほとんどないが、子宮内膜組織が増殖して卵巣が大きく膨らむと、破裂することもある。こうなると激しい痛みに襲われる。また排卵や卵巣の可動性が妨害されたりすることから、不妊症の原因にもなっている。

このチョコレートのう腫がなぜがん化するのか、その過程についてはよく分かっていない。

「閉経前後に卵巣がんになる方が多いということは、この時期に起こる女性ホルモンの大きな変動がチョコレートのう腫に何らかの形で作用し、卵巣の内壁を構成する細胞の遺伝子異常を引き起こしているのではないかと考えられます。ただ、細胞ががん化する過程は複雑ですので、その過程で起こるメカニズムの全貌は、いまだ不明です」（瀧澤医師）

では、チョコレートのう腫が見つかったらどうしたらいいか。

現在の治療法としては、

①ホルモン剤などによる薬物治療
②のう腫摘出術（のう腫だけを取る）
③卵巣摘出術

の3つがある。のう腫が片側の卵巣だけにある場合は、片側の卵巣だけ摘出する方針もあるが、両側にある場合は両側の卵巣を摘出することになる。そうなると子どもは望めない。

「お子さんを希望されない方、閉経前後の方であれば、小さい病変でも手術で卵巣を切除したほうがいい」（瀧澤医師）が、若い女性、これから子どもを産む予定のある女性であれば、①や②という方法をとるのが一般的だ。その場合、治療後は3ヵ月〜半年に1回は定期的に経腟超音波検査を受け、再発などがないか確認したい。

なお、日本産科婦人科学会・婦人科腫瘍委員会では、卵巣チョコレートのう腫などの二次的がん化について、2007年から全国規模の調査を始めている。この調査が終了するのは研究開始から14年後だ（予定）。

「これにより、どんなタイプのチョコレートのう腫がどれくらいの頻度で卵巣がんになるのか、といったことが分かるかもしれません。結果が期待されます」（瀧澤医師）

母親や姉妹も乳がんという「がん家系」は注意

40歳以上の女性では、年々、かかる人が増えている乳がん。国立がん研究センターによると、女性のがん罹患率《りかん》では第1位だ。女性の16人に1人が乳がんにかかるという時代。知っておきたい新常識とはいったいどういうものだろう。乳がん治療ではトップクラスの症例数がある聖路加国際病院ブレストセンターの乳腺外科部長、山内英子医師に聞いた。

新常識1 年代ごとに適した乳がん検診をすべき

乳がんになった女性の体験談などを読むと、「検診を受けておけばよかった」「検診を受けていてよかった」という切実な言葉が綴られている。

「乳がんは怖い病気ですが、早期の段階で発見され治療を受ければ、治る可能性がたいへん高いがんです。だからこそ40歳を過ぎた女性は、自己チェック（131ページのコラム参照）や乳がん検診を、欠かさず行ってほしいのです」

と、山内医師は検診の重要性を指摘する。

乳がん検診については、「日本乳癌学会乳癌診療ガイドライン（検診・診断）」で、「40歳以上の女性は、2年に1回検診を行う」ことが推奨されている。また国も**「未来への投資につながる子育て支援」**の一環として、**一定年齢の女性に対して乳がん検診を無料にしている。**しかしながら、一般の女性の乳がん検診に対する意識はあまり高くなく、NPO法人乳房健康研究会の調査によると、実際の受診率は40歳以上の女性でたったの15・2％でしかない。

未来への投資につながる子育て支援
政府の政策の一つで、一定年齢（40歳、45歳、50歳など）の女性を対象に、子宮頸がん・乳がん検診が無料で受けられる「がん検診無料クーポン」と、がんについて分かりやすく解説した「検診手帳」を配布。問い合わせは、住居のある市区町村のがん検診担当窓口へ。

NPO法人乳房健康研究会の調査
同研究会は日本の女性に乳がんの実態を知ってもらうことを目的に設立。調査は2005年に実施されたもので、回収数は1586。

現在、乳がん検診で有効性が認められているのが、専門の医師が乳房を見たり触ったりしてしこりや異常などを確認する視触診とマンモグラフィ検査の併用だ。前出のガイドラインでも併用を勧めている。

ところが、実際に乳がんを診ている医師は、視触診とマンモグラフィ検査だけでは不十分の可能性があると見ているようだ。山内医師はいう。

「マンモグラフィ検査は、視触診では分かりにくい小さながん、しこりを作らないタイプのがんでも見つけることができます。そういう意味では乳がん検診に欠かせない検査です。ただ、日本人の乳房の特徴からすると、この検査だけではがんを見つけられない可能性があります。ですから、超音波検査を組み合わせたほうがより詳しい情報が得られます。現在、40歳代の乳がん検診はマンモグラフィ検査だけでいいのか、超音波検査を併用したほうがいいのかについては、全国規模で臨床試験が行われています」

日本人の乳房の特徴——。これは一体どういうものだろうか。山内医師は説明を続ける。

「乳房は母乳を作る乳腺、そして脂肪などからできています（イラスト参照）。マン

イラスト　乳房の構造と乳がん

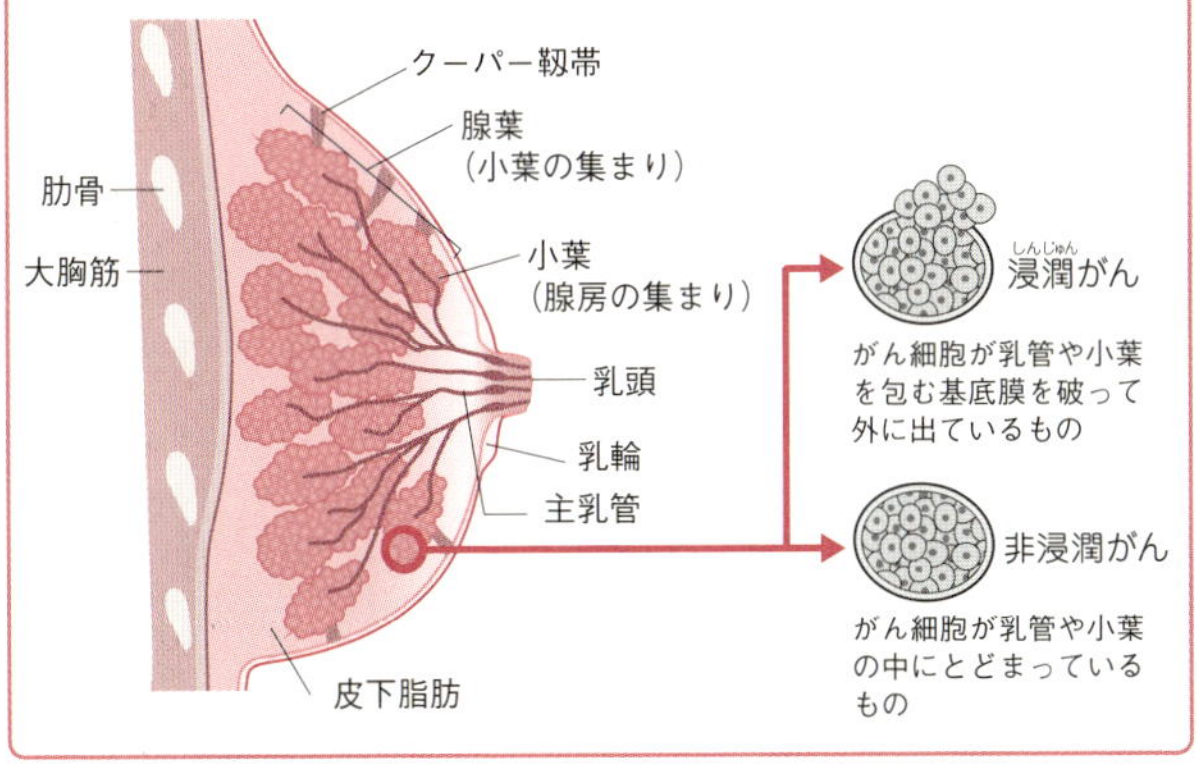

視触診
乳がんは外から見たり、触れたりしても分かるがんの一つ。乳がん検診では、医師が乳房の大きさや形の左右差、乳頭の位置、皮膚の状態、乳頭からの分泌物の有無を見たり、触ってしこりの有無（しこりがある場合は、その大きさや形、硬さ、表面の状態、可動性など）を確かめたりする。

マンモグラフィ検査
乳房を透明な板で挟んで圧迫した状態で撮影する乳房専用のX線検査のこと。

超音波検査
エコーともいう。その名のとおり超音波を体内に発信し、その反射の状況からがんの有無を確認する検査。乳がんに限らずさまざまな病気の検査で利用されている。

モグラフィ検査は、乳腺もがんも白く写るという特徴があるため、欧米の女性のように乳房が大きく脂肪も多い場合では、しっかりとがんが写るのですが、日本人などアジアの女性は、欧米の女性と比べて乳房が小さく乳腺が密なので、両方とも同じように白く写ってしまう。そのため、マンモグラフィ検査だけでは、がんを見落としてしまう危険性があるのです」

実は、両検査の併用については、マンモグラフィ検査を重視するアメリカでも事情が変わりつつある。例えば2009年12月に開催されたアメリカの放射線学会で、**マンモグラフィ検査に超音波検査を併用すると、乳がんの検出率（がんを見つける率）が上がることが報告された**。やはり、乳がん検診の精度を高めるためには、超音波検査を併用して、マンモグラフィ検査での見落としを補ったほうがいいようだ。

「費用の面などもありますが、年齢、自分の乳房のタイプに合ったベストの検診方法を医師とも相談してください」

と山内医師はいう。

新常識2 リスクの高い人は20代、30代から個人検診を

ガイドラインでは40歳以上の女性の乳がん検診を推奨している。では、40歳になるまでは乳がん検診を受けなくてもいいのだろうか。

「日本人女性の乳がんの発症のピークは40代~50代ですが、20代後半から30代でも乳がんになる可能性があります。少なくとも、母親や姉妹が乳がんや卵巣がんをわずらっているなど、いわゆる『ハイリスク（表1参照）』の方は、40歳になる前から検診を受けてほしいですね」（山内医師）

また、40歳前の乳がん検診では、マンモグラフィ検査よりむしろ、超音波検査を受けたほうがよいと話す。

「先ほどアジアの女性は乳腺が密といいましたが、若い女性ほど乳腺が発達していて

表1　ハイリスクとなる要因

- 初潮が早く、11歳より前
- 閉経が遅く、50歳より後
- 出産経験がない、初産が30歳以降
- 母親や姉妹が乳がんか卵巣がん

密なので、マンモグラフィ検査では発見しにくいことが多いのです。その点において超音波検査のほうが若い方には向いているといえるでしょう」(山内医師)

新常識3 遺伝子検査で乳がんのなりやすさが分かる

乳がんのリスクに関しては、最近、**ある種の遺伝子に変化(変異)がある女性が乳がんになりやすいことが分かってきた。その遺伝子とは、BRCA1、BRCA2の2つ。母親や姉妹が乳がん、卵巣がん(118ページ参照)にかかった人だと、こうした遺伝子に問題が見つかることが多い。**

　では、こうした変異がある人はどれくらい乳がんになるリスクが高まるのだろうか。山内医師はこう説明する。

「これはあくまでも欧米でのデータですが、BRCA1、BRCA2の遺伝子に変異がある方は、そのまま何もしなければ50歳までに3割、70歳までに8割が乳がんにかかると推測されています。これは見方を変えると、**あらかじめ遺伝子の問題が分かっていれば、若いうちからしっかり検診を受けて、早期発見・早期治療につなげることもできます。**そういう理由もあるのだと思いますが、アメリカでは比較的盛んに遺伝子検査が行われています」

　今のところ、日本ではこうしたBRCA遺伝子検査は健康保険が認められていないこともあって、行っているのは一部の施設だ。聖路加国際病院ブレストセンターでは遺伝診療部とともに遺伝相談クリニックを併設し、そこで検査を実施。山内医師は同センターで乳がんと診断された患者に、遺伝子について時間をかけて説明し、希望する人には検査を受けてもらっている。

「乳がんの場合、遺伝子が関係し、高率で発症する方がいらっしゃるのは事実です。万一、自分がそうだった場合、お子さんにそのことを伝えていかなければならないと

BRCA遺伝子検査
　血液を採取してそれを調べる遺伝子検査で、アメリカでは3万円ほどで受けられるが、日本では20万〜30万円ほどかかる。130ページの「新常識6」にある抗がん剤の検査や、オンコタイプDXの検査とは異なる。

遺伝相談クリニック
　聖路加国際病院では、遺伝診療部があり、専門の医師や看護師が遺伝カウンセリングを行い、患者や家族の相談に乗り、支援している。現在は、がん(家族性乳がん・卵巣がん、遺伝性大腸がんなど)のほか、周産期(高齢出産、出生前診断など)にかかわるカウンセリングが多いが、ほかの相談にも対応している。

考える方もいらっしゃいますし、自分のこれからの生き方を考える一つの材料とされる方もいます。遺伝子の検査に対して疑問を持つ方もいらっしゃいますが、私は少なくとも情報を望む患者さんには十分なカウンセリングとともにお知らせすべきだと思っています」（山内医師）

新常識4 最先端施設では自分に合った理想の治療と乳房再建が可能に

乳がんは、はじめは母乳の通り道である乳管のなかにとどまっている「非浸潤がん」という状態でいるが、進行すると乳管の外に出て、周りの組織に広がっていく「浸潤がん」になる（イラスト参照）。

　乳がんの治療の基本は手術だ。ただ、その方法や抗がん剤や放射線など、ほかの治療を組み合わせるかどうかは、病期などによって変わってくる（脚注参照）。

　手術法には、大きくがんとその周辺のがんとその周辺の組織だけを取る「乳房温存手術」と、乳房を大きく取る「乳房切除術（全摘）」とがある。現在、日本ではできるだけ乳房を残す手術が主流だが、それは以前のように乳房とその周辺を大きく切除しなくても、抗がん剤治療やホルモン療法、放射線療法を組み合わせることで、十分な治療が可能になったといえるからだ。

　それでも、今のところ**乳房温存手術ができるのは、しこりの大きさが3㎝以下の乳がん、あるいは、手術前に行う抗がん剤治療（術前化学療法）で、がんが小さくなったケースに限られている。**また、原則として乳房温存手術をした後は放射線を照射することになっている。

　がんが抗がん剤治療ではそれほど小さくならず、乳房温存手術が難しいときは、乳房切除術になるが、最近は失われた乳房の代わりに人工の乳房を作る「乳房再建術」を望む人も多い。

「日本では、自分の組織を移植する自家組織移植法での再建なら健康保険が使えます

病期
　がんの進行度、しこりの大きさ、リンパ節に転移しているかどうかを示す。乳がんの場合は次のとおりになっている。

乳がんの病期
■ステージ0　しこりが乳腺内のみ
■ステージⅠ　しこりが2㎝以下で、わきの下のリンパ節に転移なし
■ステージⅡa　しこりが2㎝以下で、わきの下のリンパ節に転移あり。あるいは、しこりが2～5㎝で、わきの下のリンパ節に転移なし
■ステージⅡb　しこりが2～5㎝で、わきの下のリンパ節に転移あり
■ステージⅢa　しこりが2㎝以下で、わきの下のリンパ節に転移あり、リンパ節とその周囲の組織

が、シリコンなどの人工物を用いるインプラント法は健康保険がいまは認められていないため自費診療になります。乳房再建の技術は進歩して、傷口が目立たないような方法も開発されています。乳房全摘の手術と同時に再建術を行える場合もあり、乳房の喪失感をできるだけ感じないような配慮もなされています」（山内医師）

　しかし、乳房再建には50万円から100万円もの費用がかかる（施設で異なる）。また、新しい乳房に満足する人ばかりではない。せっかく新しく作っても、左右差があったり、乳輪や乳頭に違和感を覚えたりすることもある。

　ずっと付き合っていく新しい乳房だけに、温存か、全摘か、再建を行うか、自分の乳がんのタイプや病期、また前述の家族性乳がんの遺伝子検査などを踏まえ、リスクも考えて、事前によく主治医と話し合い、納得した上で、自分に合った治療法を選択することが大切だ。

新常識5 アメリカでは反対の乳房も取る「予防的切除」が増加

　8人に1人が乳がんになるというアメリカの事情はどうか。2009年4月までアメリカで治療に当たっていた山内医師によると、乳房温存手術が広まっている日本とは対照的に、アメリカでは乳房切除術を受ける女性が増えつつあるという。さらに乳がんになっていない反対側も手術で取る「予防的切除」も行われているそうだ。

　山内医師が示したアメリカのデータによると、**2005年に非浸潤性乳がんで乳房切除術を受けた人の18・4％が、乳がんではない側（対側）の乳房も予防的切除をしている（グラフ参照）。1998年は6・4％なので大きく増えたことがわかる。**

「アメリカではBRCA遺伝子検査も盛んに行われ、ハイリスクの方が予防的に手術をされるようになったのです。再建がきれいに行われるようになった時代の流れもあ

が癒着（※）している。またはわきの下のリンパ節への転移がないが、胸骨内側のリンパ節が腫れている。しこりが5㎝以上で、わきの下か胸骨の内側のリンパ節に転移あり

※組織どうしがくっつく状態

■ステージⅢb　しこりが胸壁におよんでいる。あるいは、皮下にしこりが出ている

■ステージⅢc　わきの下のリンパ節と胸骨の内側のリンパ節の両方に転移あり。あるいは鎖骨にあるリンパ節に転移あり

■ステージⅣ　遠隔転移あり

乳房とその周辺を大きく切除

以前は乳房だけでなく、その周りの筋肉まで切除する「ハルステッド手術」が実施されていた。胸がえぐられたような状態になってしまい、それが女性の精神的な痛手になっていた。今はほとんど行われていない。

術前化学療法

しこりが大きかったり（一般的には3㎝以上）、リンパ節転移の可能性が高いと判断されたりした場合、手術前に抗がん剤を用いた治療をする術前化学療法が実施される。

りますが、欧米では日本以上に乳がんに対しての恐怖心が強いなどの背景もあって、こうした方法が普及してきたのだと思います」（山内医師）

新常識6 最新の薬はがん細胞の遺伝子検査で有効性が分かる

最後に、乳がんの最新の薬物治療について紹介する。国内では現在、従来の抗がん剤に加え、トラスツズマブ（製品名ハーセプチン）とラパチニブ（製品名タイケルブ）という分子標的薬による治療が健康保険で認められている。

実はこの2つの抗がん剤は、HER2（ヒト上皮増殖因子受容体2型）という特殊なタンパクが、がん細胞の遺伝子にたくさんついているタイプの乳がんにだけ効くことが分かっている。そのため、治療前にこのタンパクを調べて、陽性の人にだけ使う。この検査は健康保険で認められているので、今では必ず行われている。

表2　アメリカでの対側予防的乳房切除

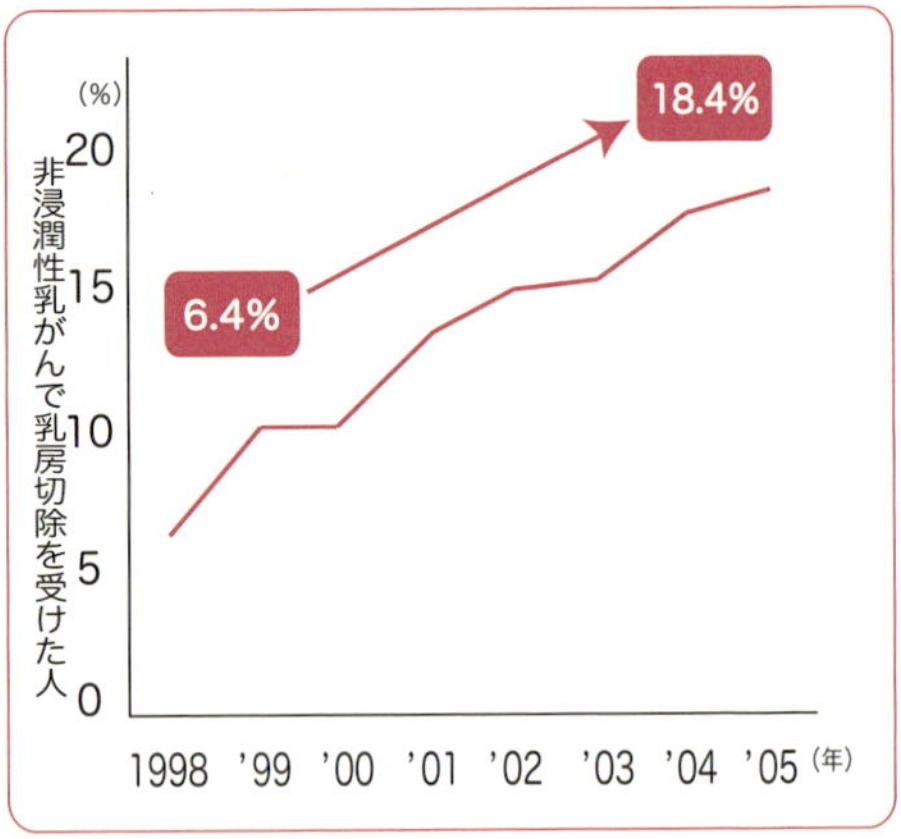

(Tuttle et al. jco,1362,2009)

さらに最近では、がん細胞のいわゆる外見だけでなく、中身の性格も検査する、「オンコタイプDX」などのがん細胞の詳しい遺伝子検査も開発されている。日本ではまだ、健康保険は適用されないので検査は高額だが、手術後のホルモン療法がよく効く乳がんに対してさらに抗がん剤治療の効果を上乗せできるかなどを見極められる場合もある。

分子標的薬

いままでの抗がん剤と違い、細胞の増殖、転移などに関係するいくつかの特異的な遺伝子やタンパクの分子を標的として作用する。がん細胞だけを狙い撃ちするため、副作用が少ないと考えられていたが、特有の副作用が起こることも分かってきている。

トラスツズマブは進行したがんと手術後の化学療法としても使える。一方、ラパチニブは2009年に発売され、現在は、転移のある乳がんにカペシタビン（製品名ゼローダ）という抗がん剤と併用される。

COLUMN

毎月の習慣にしたい！乳がんの自己チェック

乳がんがほかのがんと大きく違うのは、自己チェックが可能という点だ。驚くことに、日本乳癌学会の「全国乳がん患者登録（2007年）」によると、自己発見が乳がん発見のきっかけの67%にものぼっていた。それほど自己チェックは重要といえる。

しこりなんて、乳がんの専門家でもない私たちには見つけられないのでは？　と疑問に思う人も少なくないだろう。しかし、ある程度、触り続けていると、いつもと違う変化に気づくようになるそうだ。

月経のある女性は月経後3〜4日過ぎて乳房が張っていないときに、また閉経を過ぎた女性はいつでもいいので毎月、日を決めて自己チェックしたいものだ。なお、入浴中、石けんをつけて滑りやすくなった状態で触ると、乳房の変化がより分かりやすい。また、自己チェックは触るだけでなく、乳房のくぼみや乳首のただれなど、目で見るチェックも忘れないようにしよう。

自己チェックの方法

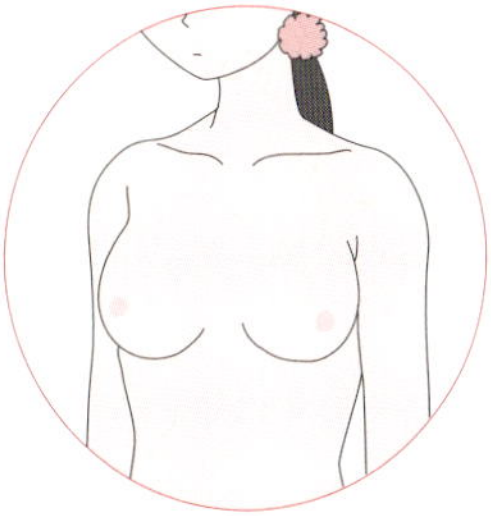

①鏡の前に立ち、両腕の力をぬいて自然に下げたまま、乳房の形を調べる

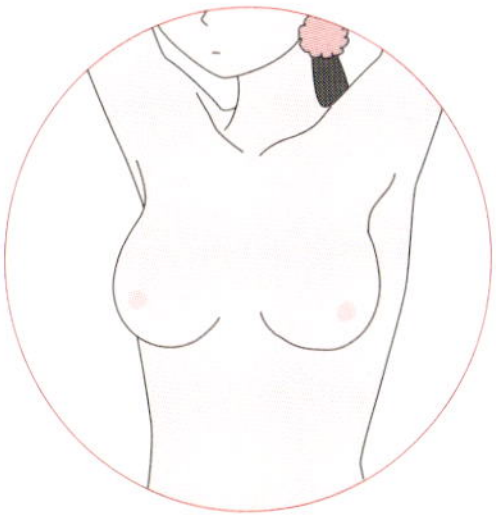

②両腕を上げた状態で、同じように乳房の形を調べる

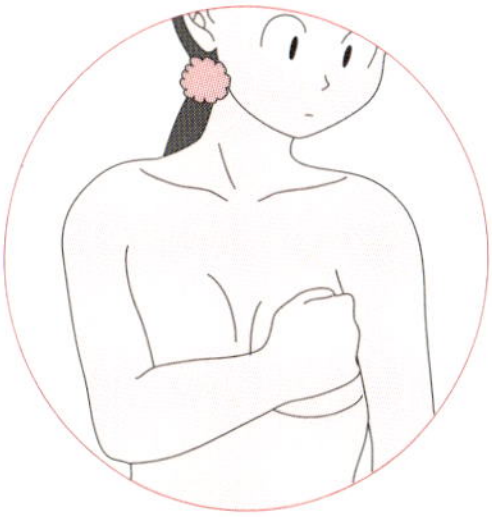

③わきの下に手を入れて、しこりがないか調べる

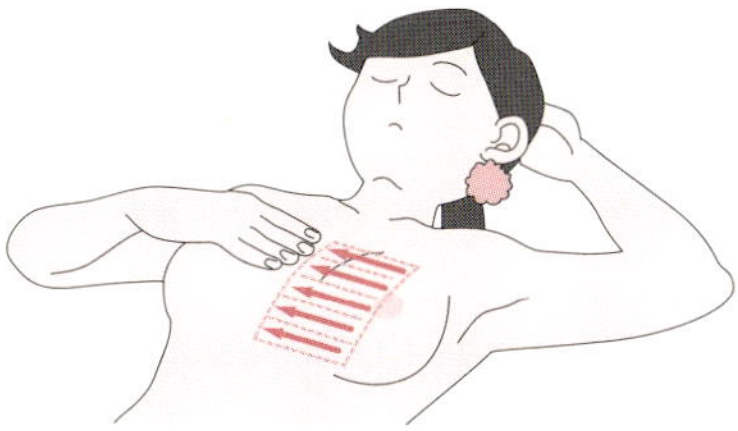

④肩の下にバスタオルなどを入れて仰向けに寝て、乳房にしこりがないか調べる

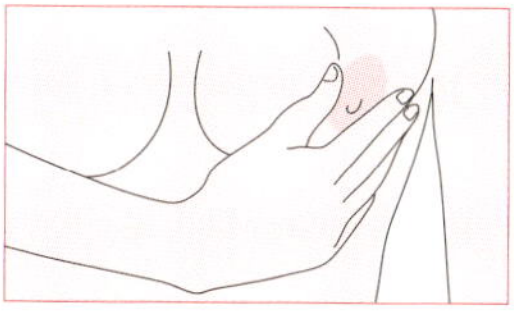

⑤乳首を軽くつまんで、分泌物がないか調べる

納豆や豆腐などの大豆食品が乳がんの再発などを予防する？

納豆や豆腐などの大豆食品に豊富に含まれているイソフラボン。化学構造が女性ホルモンのエストロゲン（卵胞ホルモン）と似ているため、体のなかでもエストロゲンと同じようなはたらきがあると考えられている。更年期の症状を抑えたり、骨粗しょう症を予防したりすることを目的に日常的に大豆食品をとる人も少なくないだろう。

一方で、乳がんはこのエストロゲンと深い関わりがあるため、乳がんをわずらった人のなかには、大豆食品を口にするのをためらっている人もいるのではないだろうか。

このイソフラボンと乳がんの関係について、医学雑誌の「JAMA」（2009年12月9日号）に興味深い内容が掲載されている。「大豆食品を日常的にたくさんとると、乳がんの再発のリスクが減る」というのだ。この調査は中国の、乳がんと診断を受けてから6ヵ月以上経っている20～75歳の女性、約5000人を、3年あまり追跡したもの。その間の大豆食品の摂取量などを調べている。

1日に摂取した大豆タンパクの量から4つのグループに分けてそれぞれを比較したところ、もっともたくさんとったグループ（15・31g／日超）は、とらなかったグループ（5・31g／日以下）より、再発などのリスクが32%減っていることが分かった。

ただし、わが国でのイソフラボンの摂取の目安量の上限値は1日70～75mg（食品安全委員会）。そう考えると、本追跡調査の15・31gという量は、かなり多い。

なお、大豆タンパクが乳がんの再発のリスクを下げるのは、タンパクに含まれているイソフラボンが、体内のエストロゲンのはたらきを抑えるためと考えられているが、まだはっきりとは分かっていないようだ。

イソフラボンに関しては、サプリメント単独で過剰に摂取すると、女性ホルモンのバランスが崩れて、月経周期が乱れたり、子宮内膜症（108ページ参照）などのリスクが高まったりするおそれがあるため、サプリメントや特定保健食品などでとる場合は、1日30mgまでが望ましいとされている。過剰摂取による問題は大豆食品では報告されていないので、やはり食品でしっかりとりたいものだ（表参照）。

表　大豆食品のイソフラボン含有量　（100g中）

大豆	140.4mg
煮大豆	72.1mg
揚げ大豆	200.7mg
きな粉	266.2mg
豆腐	20.3mg
凍り豆腐	88.5mg
おから	10.5mg
納豆	73.5mg

（厚生科学研究<生活安全総合研究事業>食品中の植物エストロゲンに関する調査研究 1998 より）

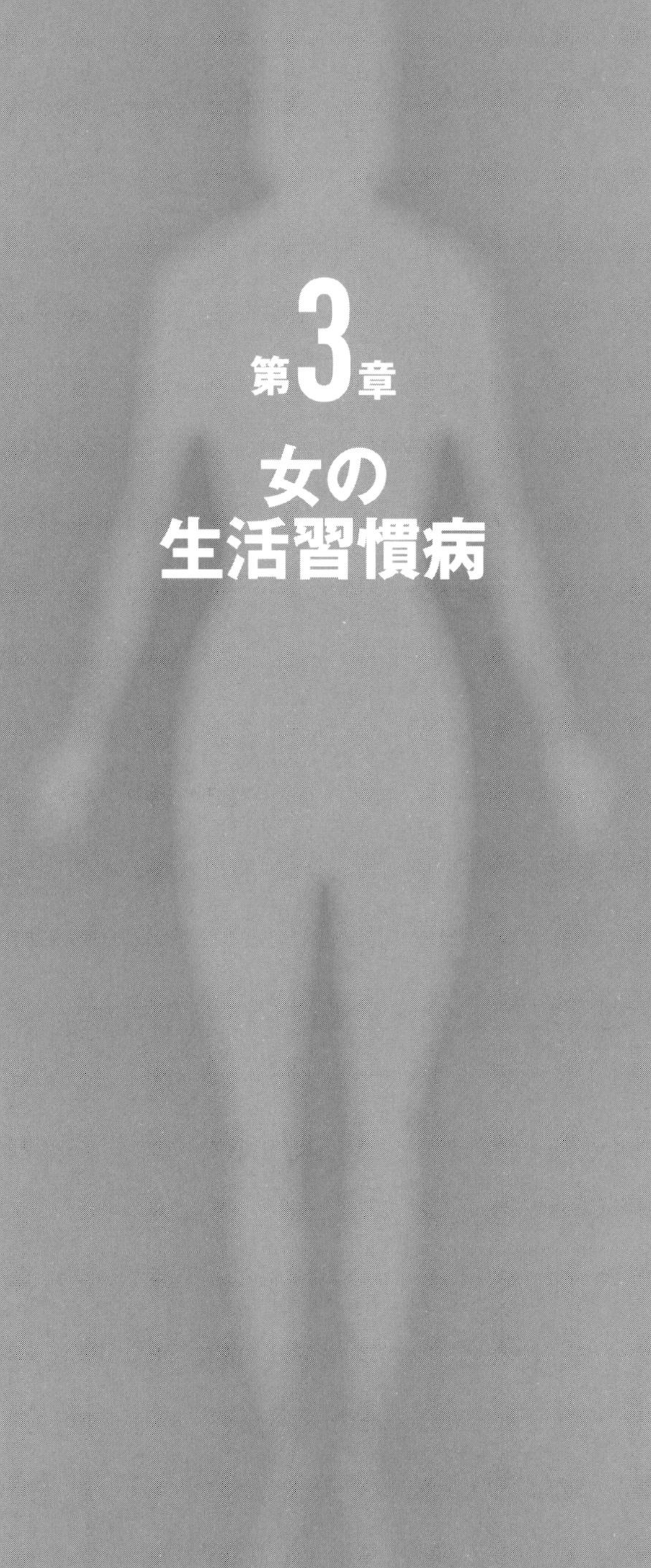

第3章

女の生活習慣病

オンナの病気新常識18 コレステロールと肥満

コレステロールより食物油が問題！

コレステロールの値が高いと、動脈硬化が進み、心筋梗塞や脳卒中になりやすい――。これまでこんなふうに考えられてきた「コレステロール悪者説」が、とくに女性に関しては、まったく当てはまらないといわれている。

果たして、本当に女性はコレステロールを気にしないでいいのか。動脈硬化や中性脂肪、コレステロールなどの血清脂質の性差に注目し、研究を行うニコークリニック院長の田中裕幸医師に話を聞いた。

新常識1 女性はコレステロールが多少高くても問題ない

コレステロールというと、何となく体に悪いもの、とってはいけないものと思いがちだが、実は、細胞を包む細胞膜やホルモン、胆汁《たんじゅう》という消化液の材料になる、体に不可欠な栄養成分である。私たちの体を構成する60兆個の細胞を守っている大切な成分だ。

コレステロールはその粒子の大きさやはたらきなどから、ＬＤＬコレステロールやＨＤＬコレステロールなどに分かれている。一般的にＬＤＬコレステロールは、血管壁にコレステロールを運び、動脈硬化を進行させることから「悪玉」と呼ばれ、ＨＤＬコレステロールは、血管壁や血液中のコレステロールを回収し肝臓に運ぶため、「善玉」と呼ばれている。

日本動脈硬化学会が２００７年に発行した「動脈硬化性疾患予防ガイドライン」では、ＬＤＬコレステロール、ＨＤＬコレステロール、そしてもう一つの血清脂質であ

動脈硬化性疾患

その名の通り、動脈硬化によってもたらされる病気のこと。

脳の動脈に起こる脳梗塞や脳出血、心臓を取り巻く冠動脈に起こる虚血性心疾患（心筋梗塞や狭心症など）、胸にある太い血管の大動脈に起こる大動脈瘤《りゅう》や大動脈解離《かいり》、腎臓にある腎動脈に起こる腎硬化症や腎不全、手足の末梢動脈に起こる閉塞性動脈硬化症などがある。

るトリグリセライド（中性脂肪）について、表1のような診断基準を設けている。ところが、この診断基準について田中医師は疑問を抱く。

「このLDLコレステロールの診断基準は、なぜか日本より心筋梗塞の発症率が高いアメリカの基準値160㎎／dℓより低く設定されています。しかも、女性の心筋梗塞は男性の3分の1から2分の1といわれているにもかかわらず、基準値に男女の区別がない。やはりこれはおかしいといわざるをえません」（田中医師）

女性の場合、閉経までは女性ホルモンの一つ、エストロゲン（卵胞ホルモン）のはたらきによって、LDLコレステロールの値が低く、HDLコレステロールの値が高いという状態が保たれているため、心筋梗塞などになりにくい。それだけでも十分、性差があるわけだが、実は女性ホルモンの分泌が低下した閉経後であっても、閉経前と同じように男女でコレステロールの影響の程度が異なるという。これは、「NIPPON DATA80」という疫学調査で明らかになっていると、田中医師は話す。

この調査は、ある地域の人たちを19年間追跡して、健康状態や死亡原因などを調べたものだ。**この結果、男女とも総コレステロールの値が低いほうが脳卒中で亡くなるリスクが高かった。また、男性では総コレステロールが高いほうが心筋梗塞など冠動脈疾患で亡くなるリスクが高かったが、女性では相関関係はなかった。**

表1　脂質異常症の診断基準（血清脂質値：空腹時）

高LDLコレステロール血症	LDLコレステロール 140mg／dℓ以上
低HDLコレステロール血症	HDLコレステロール 40mg／dℓ未満
高トリグリセライド血症※	トリグリセライド 150mg／dℓ以上

※中性脂肪

（動脈硬化性疾患予防ガイドライン）

NIPPON DATA
無作為に抽出した300地域に住む30歳以上の男女約1万人（男性4098人、女性5255人）を対象に、身長、体重、血圧、総コレステロール、生活習慣、QOL（生活の質）などについて19年間追跡した大規模な疫学調査。2006年に報告された。1980年から行われているNIPPON DATA80と1990年から行われているNIPPON DATA90がある。

「女性の場合、総コレステロールの値が高くても、それが冠動脈疾患による死亡に結びつかないことが、この調査で明らかになったのです」（田中医師）

実はこれと同じ結果が、田中医師が自身のクリニックで診ている患者について調べた研究でも出たという。それが図1だ。

それによると、女性では、総コレステロールやLDLコレステロールとIMT測定相関関係は見られなかったが、HDLコレステロールとは相関関係が見られた。

「つまり、女性の場合は総コレステロールの値を下げるよりも、HDLコレステロールの値を上げるほうが、動脈硬化を予防し、血管の健康によい、というわけです。昨今、総コレステロールの値が高い方に対して、コレステロール降下薬がよく使われますが、そうした薬物治療より、ほかの方法でHDLコレステロールの値を上げることのほうが何倍も大事なのです」（田中医師）

ただし、こうした「新常識」は、高トリグリセライド、高血糖、高血圧、肥満などがある人、あるいは喫煙習慣がある人には、当てはまらない。総コレステロールやLDLコレステロールの値が高くなるほど、動脈硬化やそれに由来する冠動脈疾患のリスクを高めることが分かっているからだ。

図1　女性の血清脂質と動脈硬化の関係

総コレステロール	悪玉ではない
LDL コレステロール	悪玉ではない
HDL コレステロール	善玉
中性脂肪	影響大きい
超悪玉 LDL（スモールデンス LDL）	影響小さい

女性の HDL コレステロールと
総頸動脈の関係

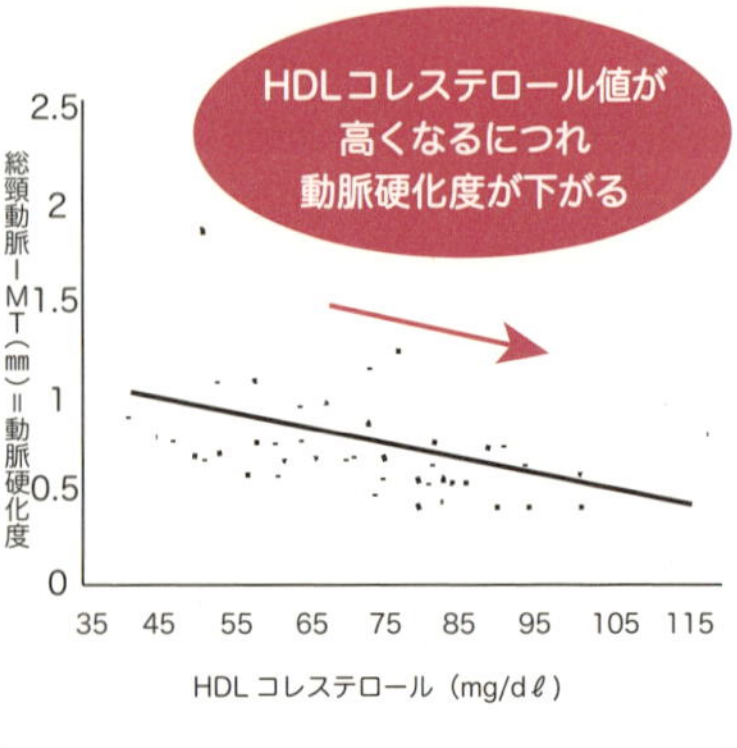

（田中裕幸『男女で違うメタボとコレステロールの新常識』 廣済堂出版より）

新常識2 コレステロールより EPA 摂取が実は重要

少し前になるが、ある全国紙に「脂肪肝

クリニックで行った調査
男性24人、女性53人について、肥満度と総コレステロール、LDLコレステロール、HDLコレステロールなどと、動脈硬化の程度を測定した。

の魚（メダカ）にEPA（エイコサペンタエン酸）を投与すると、肝臓で脂肪を合成したり分解したりする作用が、健康なメダカと同程度に戻った」という記事が載った。

「メダカに限らず、私たちヒトでもEPAをとっていると、動脈硬化が予防できます。コレステロールを控えるよりも、EPAをとることのほうが、むしろ血管の健康によいのです」

と、田中医師はある研究データを示す（表2参照）。これは三重県の漁村と農村の女性（50～69歳）を比較した複数の研究で、これを見ると、漁村の女性のほうが農村の女性より血液中に含まれるEPAやDHA（ドコサヘキサエン酸）の量が多く、総コレステロール値、HDLコレステロール値ともに高かった。動脈硬化を示すIMTの値はほぼ同じだったが、プラークが2個以上できている割合は、農村の女性のほうが高かった。

「EPAは魚に含まれるアブラなので、予想どおり漁村に住む女性のほうがたくさんとっていたわけですが、この結果から**EPAなど体によいアブラをとってHDLコレステロールの量を増やそうとすると、同時に総コレステロールも増えてしまうことが**分かります」（田中医師）

なお、EPAは表3のような魚にたくさ

表2　漁村と農村の女性の比較

	漁村	農村
EPA	3.6±0.1	2.8±0.1
DHA	8.3±0.2	7.4±0.2

▲漁村 n=154 農村 n=124

	漁村	農村
コレステロール（mg/日）	238±16	139±16

▲漁村 n=137 農村 n=122

	漁村	農村
HDL コレステロール	62±2	60±2
IMT(mm)	0.70±0.01	0.72±0.01
２個以上のプラーク（%）	4.7	47.4

(Atheosclerosis202;153:469-481)　▲漁村 n=88 農村 n=82

IMT測定

エコー（超音波）で、頸動脈の血管壁（内膜と中膜）の厚みを測定する画像検査。動脈硬化の進行具合が分かる。安全に簡単にできるうえ、測定値と脳卒中や冠動脈疾患などの発症に相関関係があることから、昨今、注目されている。

漁村と農村の女性を比較した研究

漁村に住む女性と、農村に住む女性について、年齢や肥満度、血圧、コレステロール、血糖値、IMT測定による動脈硬化の程度など、血液中の脂肪酸（EPAやリノール酸など）、脂質の内容を比較した。

プラーク

コレステロールなどが血管壁に溜まったコブのようなもので、動脈硬化の原因になる。これがはがれて血栓となり、冠動脈や脳血管を詰まらせると冠動脈疾患や脳卒中になる。

図2　脂肪酸の代謝過程

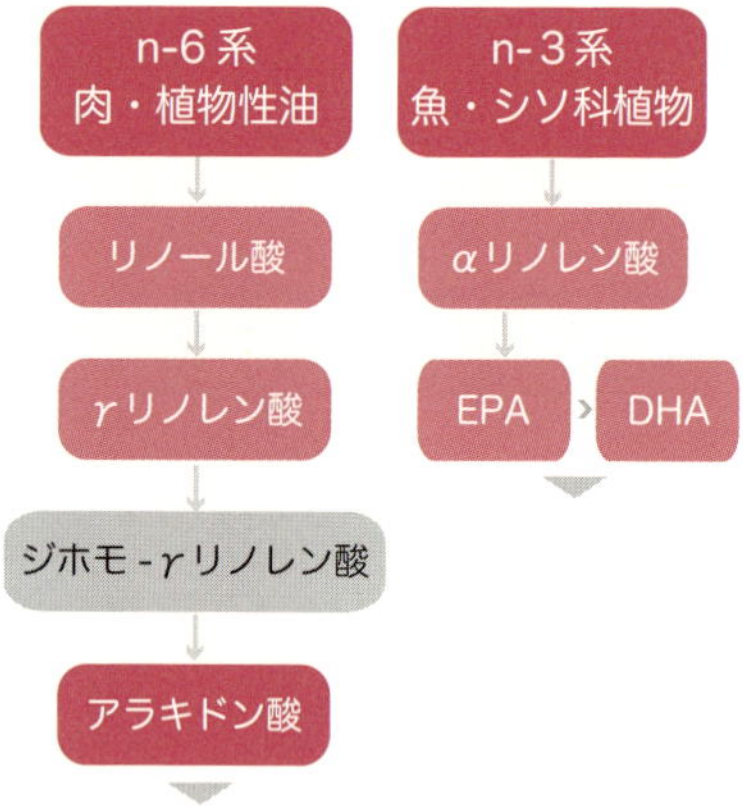

ん含まれている。焼くと減るため、刺身など生で食べるのがよい。揚げ物や炒め物は、ほかのアブラを使用するので、ＥＰＡのとり方としてはお勧めできないそうだ（ほかのアブラの弊害については後述）。

新常識3 植物性油に気を付けたい ジホモとトランス脂肪酸は要注意！

体によいとされる、ＥＰＡやＤＨＡなど魚に含まれているアブラは、ｎ・３系と呼ばれる必須脂肪酸だ。これに対し、ｎ・６系と呼ばれる必須脂肪酸もあり、こちらはどちらかというと、動脈硬化を進めるなど、体に悪い影響を及ぼすと考えられている。後者は肉類や植物性のアブラに多く含まれている。

ｎ・６系のうち**田中医師がもっとも問題視し「コレステロールより、こっちのほうがよっぽど悪者」と強調するのが、「ジホモ・γ《ガンマ》リノレン酸（以下、ジホモ）」**だ。**ジホモは肉や植物性のアブラであるリノール酸が、体内でアラキドン酸というアブラに変わる過程でできる**（図2参照）。「血液中のジホモの量が多いほど、中性脂肪の値が高くなり、動脈硬化を起こしやすいのです」（田中医師）

ジホモになるリノール酸がたくさん含まれている食品は、ゴマ油や大豆油、マヨネーズ、マーガリンなど。オリーブ油には比較的リノール酸が含まれていない。またバターもほとんどリノール酸が含まれていないので、パンなどにつけるとしたら、マー

表3　食品におけるEPAの量
（可食部１００g当たりの量 <mg>）

	EPA
まいわし（生）	1380
さんま（焼き）	702
本まぐろ（生・脂身）	1290
うなぎ蒲焼	864

必須脂肪酸

成長や健康を維持するために必要な脂肪酸のうち、人間の体内では合成できないもの。したがって食べものでとることになる。現在、いくつかの必須脂肪酸があることが分かっているが、なかでもリノール酸やαリノレン酸、アラキドン酸が代表的。ちなみに厚生労働省によると、必須脂肪酸の必要量は、成人は1日の摂取カロリーの1～2%、小児は3%とされている。

ガリンよりバターのほうがよいといえる。魚にもn-6系のアブラが含まれているが、「両方のアブラをとっていると、動脈硬化は進まない」(田中医師)という。

調理の際、植物性のアブラをとればそれだけジホモが増える。前述した「魚は揚げたり、炒めたりしないほうがよい」という理由が、ここにあったわけだ。

もう一つ、「トランス脂肪酸」も控えたほうがよいアブラだ。HDLコレステロールを減らすことが分かったため、世界保健機構(WHO)と国連食糧農業機関(FAO)は、1日にとる総カロリーの1%未満にとどめるよう勧めている。トランス脂肪酸は、天然のアブラにはほとんど含まれておらず、食品を加工する際に作られる。お菓子づくりなどに使われるショートニングのほか、マーガリン、コーヒー用クリームなどに多く含まれている。

ここまでの内容を簡単にまとめてみると、こうなる。

①コレステロールの値は、総コレステロールの高さよりHDLコレステロールが低いことを気にしたほうがいい。

②HDLコレステロールを増やそうとすると、総コレステロールも増える。

③総コレステロールが高値でも、女性の動脈硬化や冠動脈疾患に影響を及ぼさないので、コレステロールの値を下げる薬を服用する必要はない。

④女性は閉経前までは女性ホルモンに守られて、コレステロールの値が健康な状態を維持できる。閉経して女性ホルモンが低下したら、とくに魚などに含まれるEPAを積極的にとるようにする。

⑤ジホモになるリノール酸が含まれる肉類や植物性のアブラや、トランス脂肪酸は控える。

新常識4 菓子の食べすぎをやめれば血管が健康になる可能性あり

脂質といえば、気になるのは肥満だ。更

トランス脂肪酸

トランス脂肪酸は不飽和脂肪酸の一種で、マーガリンやショートニングなどの加工油や、これらを原料とする食品などに含まれている。LDLコレステロールを増加させ、HDLコレステロールを減少させるはたらきがあるといわれていて、多量摂取を続けると、動脈硬化などによる虚血性心疾患のリスクを高めるという報告がある。

なお、食品安全委員会の「食品に含まれるトランス脂肪酸の評価基礎資料調査(2006年度)」では、平均的な日本人の1日当たりのトランス脂肪酸の摂取量は、0・7~1・3gで、摂取エネルギーに換算して0・3~0・6%と推計されている。

これは本文中にあるWHOやFAOの目標とされる「1日当たりの総カロリー摂取量の1%未満」を満たしているが、トランス脂肪酸を多く含む菓子やパン類の食べすぎなどがあれば、平均を上回って摂取している可能性があるので、注意が必要だ。

年期以降の女性の中には「ふっくらしているほうが健康的で若々しく見える」と思っている人もいるようだが、田中医師は、「肥満は女性の血管の健康を脅かすリスクファクター」と指摘する。一般的に肥満度はＢＭＩ（72ページ脚注参照）で求められるが、女性は、ちょっとでも肥満になると、病気になるリスクがグンと高くなるそうだ。

「肥満は、内臓にある脂肪細胞の数が増えることで生じるのではなく、脂肪細胞が肥大化することで起こると考えられています。脂肪細胞が肥大化すると、さまざまな物質を分泌するようになり、血圧・血糖値、中性脂肪の上昇や、ＨＤＬコレステロールの低下を招き、冠動脈疾患などの病気のリスクを高めます」（田中医師）

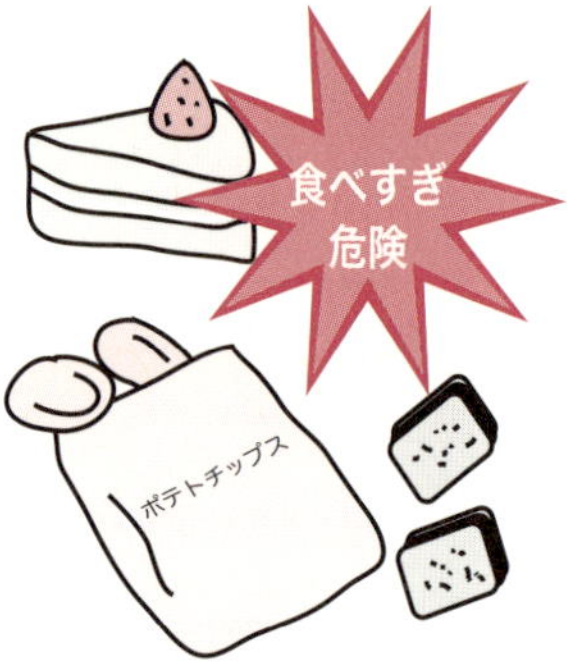

菓子に含まれるアブラに注意

　女性は男性に比べて、もともと内臓脂肪が少なく、皮下脂肪の量が多いが、閉経を境に、男性ホルモンの一つであるアンドロゲンの分泌比率が高まることで、内臓の脂肪細胞が肥大化しやすいという。

「さらに、女性の肥満の最大の原因は『菓子の食べすぎ』です。菓子類にはリノール酸がたくさん含まれています。肥満はそれだけでも冠動脈疾患の発症のリスクを高めますが、そこに悪いアブラの摂取が加わるため、危険度がさらに増してしまうのです。菓子類の摂取量を男女で比べると、女性は男性の2倍といわれています。まずはそこを直さないと、体重は絶対に減らないのです」（田中医師）

　肥満を解消するには、バランスのよい食事や運動も大切だが、まずは毎日の菓子をグッとこらえることが必要だ。

脂肪細胞が分泌する物質
　脂肪細胞が分泌する物質を総称して、「アディポサイトカイン」と呼んでいる。活発に代謝が行われる内臓脂肪のほうが、皮下脂肪より分泌しやすい。アディポサイトカインには、食欲を抑え肥満を防ぐレプチン、傷ついた血管を修復して動脈硬化を予防し、血圧を下げるアディポネクチン、インスリンのはたらきを妨げて、血糖値を上げるＴＮＦα、血液を固まりやすくするＰＡＩ《パイ》-１、血圧を上げるアンジオテンシノーゲンなどがある。

COLUMN

専門家の間でももめている！「コレステロール」論争とは

２０１０年9月。脂質栄養学の専門家で構成される日本脂質栄養学会が「コレステロールの値が高めのほうが総死亡率は下がる」という研究結果を発表した。

これを受けてテレビや新聞、雑誌などが特集を組むなどして取り上げたところ、約1ヵ月後になって、今度は日本医師会や日本動脈硬化学会などが共同で記者会見を開き、日本脂質栄養学会のガイドラインの内容について、「容認できない」と強い口調で反論。「ＬＤＬコレステロールの値が高いのは悪い」という、いままでの常識を改めて支持する声明文を発表した。反論の理由として、日本脂質栄養学会が根拠とするデータが「医学的根拠（ＥＢＭ）」的に弱く、客観的ではないことなどを挙げている。

本当のところはどうなのか。日本脂質栄養学会の学会員でもある田中裕幸医師（本文に登場）はこう説明する。

「実際、当院に受診される患者さんのなかには、ＬＤＬコレステロールが日本動脈硬化学会の基準値を超え、『高ＬＤＬコレステロール血症』と診断されていても、ＩＭＴ測定（１３７ページ脚注参照）で動脈硬化の程度を調べると、とても健康的な血管をしている方も少なくありません。ＬＤＬコレステロールの値の高さだけでは、脳卒中や心臓病のリスクは測れないのです」と、こんな例を話す。

ニコークリニックで受診した60代のある女性は、ＬＤＬコレステロールが２１３㎎／㎗で、前述の基準からすると「高ＬＤＬコレステロール血症」に入っていたが、田中医師がＩＭＴ測定をしたところ、動脈硬化はそれほど進行しておらず、血管年齢は50代で、実年齢より10歳以上も若いことが分かった。そのため、薬による治療はせず、食生活の改善などで経過を観察していくことになった。もちろん、現在も脳卒中や心臓病などを発症しておらず、元気に過ごしている。

ただ、ＬＤＬコレステロールの値にとらわれないというのは、あくまでもいままで脳卒中や心筋梗塞をわずらったことのない人の話だ。一度、そうした病気にかかったことのある人は、やはりコレステロールの値をしっかりチェックし、必要に応じて薬を飲むなどして値をコントロールしていかなければならない。コレステロールの値が高くても問題ないと、安易に薬を服用するのをやめるのはよくない。

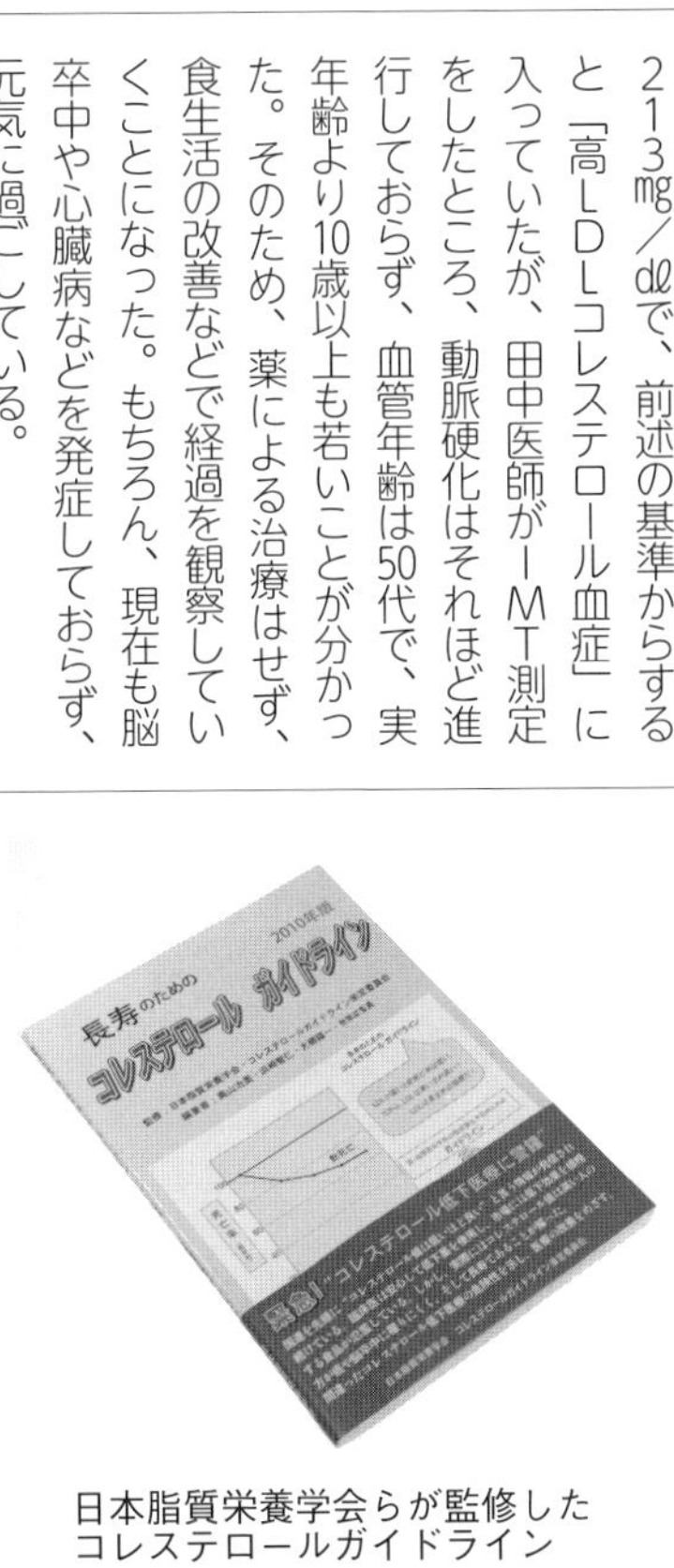

日本脂質栄養学会らが監修した
コレステロールガイドライン

オンナの病気新常識 19 高血圧

高血圧は静かに忍び寄る恐ろしい病気

若い頃に低血圧に悩んでいた女性が、中高年になってから病院で「ちょっと血圧が高めですねぇ」などといわれてびっくり。そうはいわれても、とくに自覚症状もないため、血圧を下げる薬だけ飲んで安心しているケースがほとんどではないだろうか。

だが、高血圧が「サイレントキラー（沈黙の殺し屋）」と呼ばれているのをご存じだろうか。悪化すると、知らないうちに脳卒中や心筋梗塞、腎障害などの恐ろしい病気が足下に忍び寄る。そして、ある日突然、命の危険を伴うような体の異変を引き起こすことにもなりかねないのである。

新常識 1　女性の高血圧は閉経後に突然現れることが多い

血液が血管内を通るときに血管壁にかかる圧のことを血圧という。心臓が縮んで血液を押し出すときにかかる血圧が最高血圧（収縮期血圧）、心臓が拡張するときの血圧が最低血圧（拡張期血圧）だ。

高血圧とは、最高血圧、最低血圧のいずれかが高い状態で、その基準は、診察室で測る場合なら「最高血圧１４０㎜Hg以上、あるいは最低血圧90㎜Hg以上」である。家庭で測る場合はこれより５㎜Hgずつ低くなる（図参照）。

厚生労働省の調査によれば、国内の高血圧患者は約４０００万人。割合は年齢が上がるにしたがって増え、60代以上ともなると２人に１人以上は高血圧患者だといわれる。もはや「国民病」である。

年代別の患者の割合を見ると、いずれの年代でも男性のほうが多いが、女性の場合

脳卒中
脳の血管が詰まったり破れたりすることで、脳細胞に血液が送られなくなり、細胞が死滅する病気。脳出血、脳梗塞、くも膜下出血などがある。

心筋梗塞
心臓に酸素や栄養を送っている冠動脈が何らかの原因で詰まり、血流が減少したり止まったりする病気。これにより、心筋の細胞が酸素の供給を受けられなくなるため、壊死《えし》する。

腎障害
腎臓内にある細い動脈に動脈硬化が起こって血流が低下し、腎機能が落ちること。進行すると、だるさやむくみ、食欲不振などの症状が見られるようになり、腎炎や腎不全などを引き起こすこともある。

は加齢により急カーブを描いて上昇。30代では男女の間に3倍以上の開きがあるが、徐々にその差は縮まり、60代、70代ではほぼ同じ割合になっている（グラフ参照）。この女性患者の急激な増加は、どんな要因から起きるのだろうか。

「女性の高血圧のキーワードは女性ホルモンの分泌低下、つまり〝閉経〟です」と話すのは、埼玉医科大学病院腎臓内科診療科長の鈴木洋通医師だ。

女性ホルモンというと、月経や妊娠などに関わるホルモンというイメージがあるが、実は女性ホルモンには血液中のコレステロールを低下させたり、動脈硬化を防いだりする作用があることが分かっている。

「女性ホルモンが体を守ってくれるため、血圧の上昇もある程度は防いでくれているのです。しかし、閉経を迎えて女性ホルモ

図 高血圧の分類

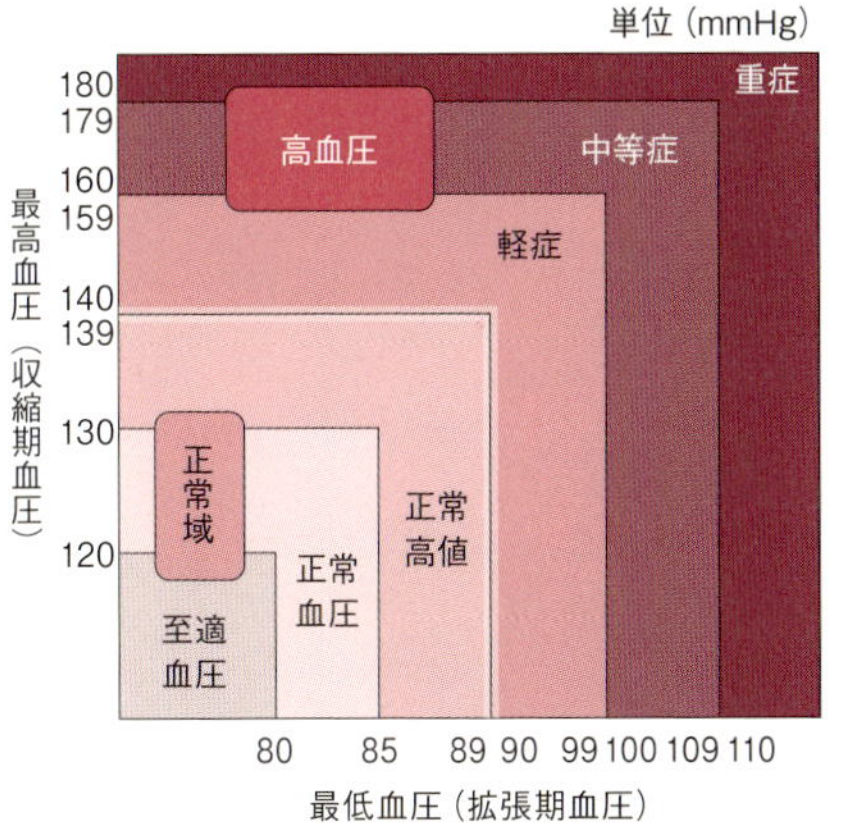

（「高血圧治療ガイドライン2009年版」より）

グラフ 高血圧患者の年代別割合

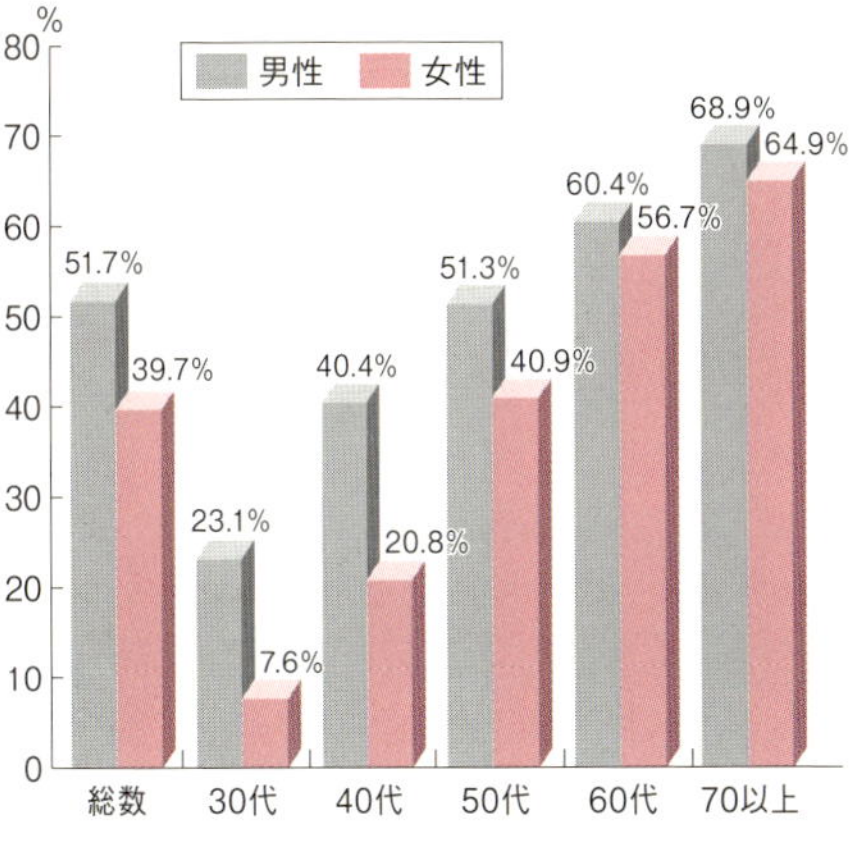

（2000年『第5次循環器疾患基礎調査』より）

女性ホルモン
エストロゲン（卵胞ホルモン）とプロゲステロン（黄体ホルモン）の2種類がある。

コレステロール
血液中に存在する血清脂質の一種で、食べものから摂取するものと、肝臓で作られるものとがある。体の細胞膜や脂肪の消化に必要な胆汁酸、ホルモンなどの材料になる。

ンが急激に減少すると、こうした作用の恩恵にあずかれなくなります。その結果、それまで隠れていた高血圧が、一気に表面化するのです」（鈴木医師）

新常識2 50歳を過ぎた女性はもう一度母子手帳を見直そう！

鈴木医師が女性のなかでとくに注意すべきと話すのは、妊娠高血圧症候群（妊娠中毒症）の経験者だ。

妊娠は、それが順調であっても腎臓に大きな負担をかける。子宮に通常より多くの血液を送る必要があるため、血液が増え、腎臓でろ過しなければならない血液量も増えるからだ。鈴木医師自身が行った調査によると、更年期に高血圧性腎症を発症した女性患者のおよそ3割が、妊娠高血圧症候群を経験していた。

だからこそ、自身の過去を振り返ってみたいところだが、妊娠や出産から長い年月が経ち、すでに当時のことは記憶のはるか彼方、という人も多いだろう。そこで、鈴木医師が活用を勧めるのが「母子手帳」だ。

「妊娠時の全身状態がこと細かに記載されている日本の母子手帳は、世界に名だたる優れた制度です。これを使わない手はありません。出産経験のある女性の患者さんであれば、診察の際に母子手帳を持参してもらって参考にしています」（鈴木医師）

新常識3 カリウムをたくさんとれば塩分は1日8g未満で十分

高血圧の最大の原因は塩分のとりすぎである。予防のためには、毎日の食事の塩分管理は基本中の基本だ。

とくに、35歳以上でいわゆる「高齢出産」を経験した人は注意が必要だ。子どもが育ちざかりの時期と自身の更年期が重なるため、「食事が子どもの好みに引きずられないように気をつけてほしい」と鈴木医師は注意を促す。

「通常は50代ともなれば子育ても一段落

妊娠高血圧症候群
妊娠5ヵ月から分娩後3ヵ月までに見られる高血圧で、妊婦の1割以上に見られる。原因ははっきりとは分かっていないが、母親と胎児を結ぶ胎盤に何らかの問題が生じて起こると考えられている。高血圧だけでなく、むくみやタンパク尿を伴う場合もある。

高血圧性腎症
高血圧が原因で腎臓の血管に動脈硬化が生じた結果、腎臓へ流れる血液量が減り、腎臓の機能が低下する病気。腎硬化症ともいう。

し、料理は年齢相応の薄い味付けになっていくものですが、高齢出産をした方は、子どもにつられて塩分の強い食事やファストフードなどをとりすぎているケースが多いのです」（鈴木医師）

こうなると、「閉経による女性ホルモンの減少」と「塩分の過剰摂取」がダブルパンチとなって腎臓に大きな負担をかけてしまう。いわば「家族性高血圧」とでもいえるような状況を誘発してしまうのである。

高血圧予防のための食塩摂取量の目標は、男性は1日9g未満、女性は1日7・5g未満だ（厚生労働省「日本人の食事摂取基準」2010年版）。表に主な外食に含まれる塩分量を示したが、1日3食の合計量を目標の枠内に収めるのは、かなりハードルが高い。

しかも、既に高血圧と診断されている場合は、基準はさらに厳しくなる。日本高血圧学会の「高血圧治療ガイドライン2009」によると、降圧のための理想の塩分量は「1日6g未満」だ。

しかし、毎日の食事を急に薄味にしても、長くは続かないだろう。鈴木医師は「その場合は、1日8g未満でもかまわない」と話す。

「減塩だけで治療しようとすれば『6g』にしないと意味がないのかもしれませんが、適度な運動と、カリウムの多い食品をとるなど塩分に気をつけた栄養バランスのよい食事を心がければ、『8g』でも十分に降圧の効果があります」（鈴木医師）

新常識4 安易な降圧薬の使用より生活習慣の見直しが大切

減塩と同じように、肥満がある場合は、その解消や予防も欠かせない。肥満になると、体内に血液を巡らせるために通常の人よりも高い血圧が必要とされる。このため、肥満の人の血圧は総じて高く、現在は高血圧でなくても、将来的に高血圧になるリスクが高いといわれている。

表　主な外食に含まれる塩分量

天ぷらそば	約6g
ざるそば	約3g
ラーメン	約4g
にぎり寿司	約4g
サンマの塩焼き	約1.5g
納豆（しょうゆ含む）	約1g
固形ブイヨン	約2.5g

適度な運動

ジョギング、水泳、ウォーキングなどの有酸素運動は、血圧を下げるのに有効だといわれている。

カリウムの多い食品

①野菜　パセリ、ホウレンソウ、春菊、トウガラシ、ニンニクなど
②くだもの　バナナ、メロン、りんご、キウイフルーツなど
③イモ・豆類　きな粉、納豆、サトイモなど
④海藻　コンブ、ヒジキ、ワカメ、ノリなど

加えて、ストレスや喫煙、酒の飲みすぎなども高血圧の原因となる。これらのリスクを避け、適度な運動をしながらバランスのよい食生活を心がけよう。

血圧を下げる薬は降圧薬と呼ばれ、さまざまな種類のものがある。薬によって血圧を下げるしくみが異なるため、患者の性別や重症度、糖尿病や脂質異常症といったほかの持病の有無などを考慮して使い分けるのが一般的だ。だが、治療で第一に考えるべきは、症状の背景にある生活習慣の改善だと鈴木医師は話す。

「とくに更年期に急激に血圧が上がってしまった女性に対しては、むやみに薬を使うのではなく、まずは生活習慣を改善しながら経過を観察するようにしています」

新常識5 病院で測る血圧より家で測るほうが正確だ！

病院で検査を受けるとなれば、誰しも少なからず緊張するものだ。血圧検査とて例外ではない。なかには、医師や看護師を見ただけで一時的に血圧が上昇してしまう人もいる。これを白衣性高血圧という。

軽症の高血圧患者のうちの2〜3割にこの白衣性高血圧が現れるといわれているが、鈴木医師によれば、とくにこの傾向は女性に多く見られるという。

「更年期の女性は、女性ホルモンが減少することで生じる独特の不安感が、病院での緊張状態に拍車をかけているのでしょう。ですから、私は診察時に測定する血圧の値は、必要以上に重視しないようにしています」（鈴木医師）

正しい血圧を知りたいのであれば、家庭で毎日同じ時間に血圧を測ってみるとよい。ノートに結果を書き込んだ「血圧手帳」があれば、自分の体調に気を配るよい材料になるだろう。体の変化に興味を持ち、体の発する小さなサインを見逃さないことが、「サイレントキラー」を未然に防ぐ第一歩になる。

降圧薬

よく使われる降圧薬には次のようなものがある。

①利尿薬　血圧上昇の原因である塩分（ナトリウム）と水分を尿として排出することで、血管を拡張して血圧を下げる。

②アンジオテンシンⅡ受容体拮抗薬（ARB）・アンジオテンシン変換酵素阻害薬（ACE阻害薬）　血圧を上昇させるアンジオテンシンⅡの産生やはたらきを抑えることで血圧を下げる。

③カルシウム拮抗薬　血管壁の細胞へのカルシウムの流入を防ぎ、血管を拡張させて血圧を下げる。

④ベータ遮断薬　交感神経の受容体の一つであるベータ受容体の作用を遮断する。心拍数を抑え、血圧を下げるはたらきがある。

白衣性高血圧

家庭で血圧を測ると正常なのに、診察室で測るといつも高い数値を示してしまうこと。医師や看護師の白衣を見ただけで緊張してしまい、血圧が一時的に上昇してしまうために、この名前が付けられている。

COLUMN

医師も知らない？ 更年期女性に多い「微小血管狭心症」

更年期にさしかかっている女性が、突然、胸に締め付けられるような痛みを感じたり、背中やのど、あごなどの部分が痛くなったりするようだったら、それは「微小血管狭心症」の症状かもしれない。

微小血管狭心症は、心臓の細い血管が収縮・閉塞して起こる病気。患者は更年期を迎えた40代後半から50代の女性に多く、その年代の女性の1割に見られるともいわれる。閉経を迎え、血管の拡張作用がある女性ホルモンが減少することが原因の一つと考えられている。

微小血管狭心症の症状は胸痛で、狭心症の症状と似ているが、冠動脈に異常があるわけではないため、冠動脈造影検査（心臓の血管にカテーテルという細い管を通し、血管がよく写る造影剤を注入して撮影する）などの検査をしても見つからない。

加えて、この病気の知名度は、医師の間でさえそれほど高くない。こうした背景から、診察を受けてもなかなか正しい病名にたどり着かず、多くの患者が心臓神経症（心因性による心臓の病気）などの別の病気と診断されているという。

治療では、狭心症で一般的に使われるニトロ製剤を飲んでも効果が薄い。ある程度の太さ以上の血管にしか作用しないためだ。しかし、細い血管を拡張する作用があるカルシウム拮抗薬のジルチアゼム（製品名ヘルベッサー）やベラパミル（製品名ワソラン）などを使えば、改善が見られることが多い。確実な予防法はまだないが、過労やストレス、不眠、冷えなどが発症に大きく影響しているといわれているので気をつけたい。

下の表の特徴に心当たりがある場合は、循環器の専門医や女性外来を開設している医療機関などで相談してみよう。診察の際に「微小血管狭心症ってどんな病気ですか？」と医師に聞いてみるのも一つの方法だ。

表　微小血管狭心症の特徴

- 胸（中央から心臓側周辺）や背中、みぞおち、のどからあごにかけてなどに痛みを感じる
- 発作は安静時、就寝時などのリラックスした時間に起こることが多い
- 発作の回数は年数回という人がもっとも多いが、なかには頻繁に起こる人も
- 痛みは数分で消える場合が多いが、ときには半日から１日継続することも
- ニトログリセリンなどの狭心症治療薬が効かない
- ストレスや不眠、冷えなどによって起こりやすい

オンナの病気新常識 20 NASH（非アルコール性脂肪肝炎）

お酒を飲まない人の脂肪肝「NASH」にご用心！

女性と肝臓の健康といっても、なかなかイメージが湧かないが、実は肝臓は、案外、性差が大きく、女性が気にかけておかなければならない臓器の一つなのである。

とくに最近、注目されているのが、飲酒と関係なく起こる脂肪肝「非アルコール性脂肪肝炎（以下、NASH《ナッシュ》）」で、これはとくに太った女性に多いといわれている。そこで、慶應義塾大学病院で肝臓病の治療にあたる同大学看護医療学部教授（医学部兼担教授）の加藤眞三医師に、女性と肝臓、そしてNASHについて話を聞いた。

新常識1 女性ホルモンの影響で女性は男性よりお酒に弱い

まず女性と肝臓の健康、なかでも飲酒との関係を、加藤医師はこう話す。

「女性の社会進出により、男性と同じようにお酒を飲む女性が増えていますが、そういう方はとくに注意が必要です。なぜなら、**女性のほうが少ないアルコール量でアルコール性肝障害を起こしやすいのです。一般的には男性の飲む量の3分の2ぐらいで肝硬変を発症するといわれています**」

どうして女性のほうがアルコールに弱いのか。一つは体格の違いだ。**やはり体の小さい人のほうがアルコール代謝を行う肝臓も小さく、アルコールが代謝されにくい。**

一般的にアルコール処理能力は、「100～140mg／体重（kg）／時間」といわれている（152ページ参照）。体重が70kgの人のアルコール処理能力は1時間に7～10gで、日本酒1合あたり約3時間かかるが、50kgなら1時間5～7gとなり、日本

アルコール性肝障害
飲酒を続けることで生じる肝障害の総称。肝臓に中性脂肪が蓄積する「アルコール性脂肪肝」、炎症を起こす「アルコール性肝炎」、肝細胞がスジ状になって機能しなくなる「アルコール性肝線維症」、肝臓が萎縮して硬くなる「肝硬変」などがある。

アルコール代謝
吸収されたアルコールが体外に排出されるまでの過程。アルコールは胃や十二指腸で吸収され、肝臓でアルコール脱水素酵素などにより、アセトアルデヒドという有害な物質に変わる。アセトアルデヒドはアセトアルデヒド脱水素酵素によって、酢酸《さくさん》となり、最終的に水と二酸化炭素になって、体外へ排出される。

酒1合あたり4～5時間かかってしまう。

もう一つ、加藤医師が指摘するのは、女性ホルモンの一つ、エストロゲン（卵胞ホルモン）の影響だ。

エストロゲンはご存じのとおり、月経や妊娠に関係しているホルモンで、初潮から閉経まで女性の健康を維持するのに大切な役目を果たしている。**しかし、エストロゲンは肝障害の進行を早めてしまうことが分かっている。**男性よりも肝臓の健康を損ないやすいというわけだ。

「実は、アルコールが原因の肝硬変で私の外来に通っている女性の患者さんは、30代後半から40代の方がほとんど。男性の患者さんは50代～60代が多いので、それと比べても、女性では若い時期に肝障害を発症していることが分かります」（加藤医師）

新常識2 お酒を飲まなくても起こる新しいタイプの脂肪肝

「私は甘党で、お酒を飲まないから大丈夫」

という女性が注意したいのが、ＮＡＳＨという病気だ。

「ＮＡＳＨは、飲酒歴がないにもかかわらず、肝生検（後述）でアルコール性脂肪肝に似ている状態であることが見つかる病気です。１９８０年にアメリカの医師ルーディッヒ教授が発見し命名した、とても新しい病気です」（加藤医師）

ＮＡＳＨが注目されているのは、一般的な脂肪肝と違う点があるからだ。

一般的に脂肪肝は、肝硬変に進行するなどそれほど重症化することは少ないとされている。ところが**ＮＡＳＨは、肝臓の炎症と肝細胞が壊れて線維状になる線維化が進み、肝硬変や肝がんになることもある。最近の研究から、10年間で20%の患者が肝硬変に進行することも分かっている。**ＮＡＳＨの場合、たかが脂肪肝とあなどってはいけないのである。

ＮＡＳＨは自覚症状がないうえ、一般的な血液中のＡＳＴ、ＡＬＴなどを測定する

血液検査
肝機能検査の一般的な検査項目が、AST（GOT）、ALT（GPT）、γ《ガンマ》-GTP。いずれも肝臓や胆道の酵素で、肝臓などが障害されていると血液中に出てくる。ASTやALTが高いときは肝臓病が疑われ、なかでもアルコール性の肝障害ではASTがALTより高くなる傾向がある。また、γ-GTPは肝臓病のほか、胆管、膵臓《すいぞう》などの病気の可能性もある。

グラフ　食品数と栄養摂取の状況

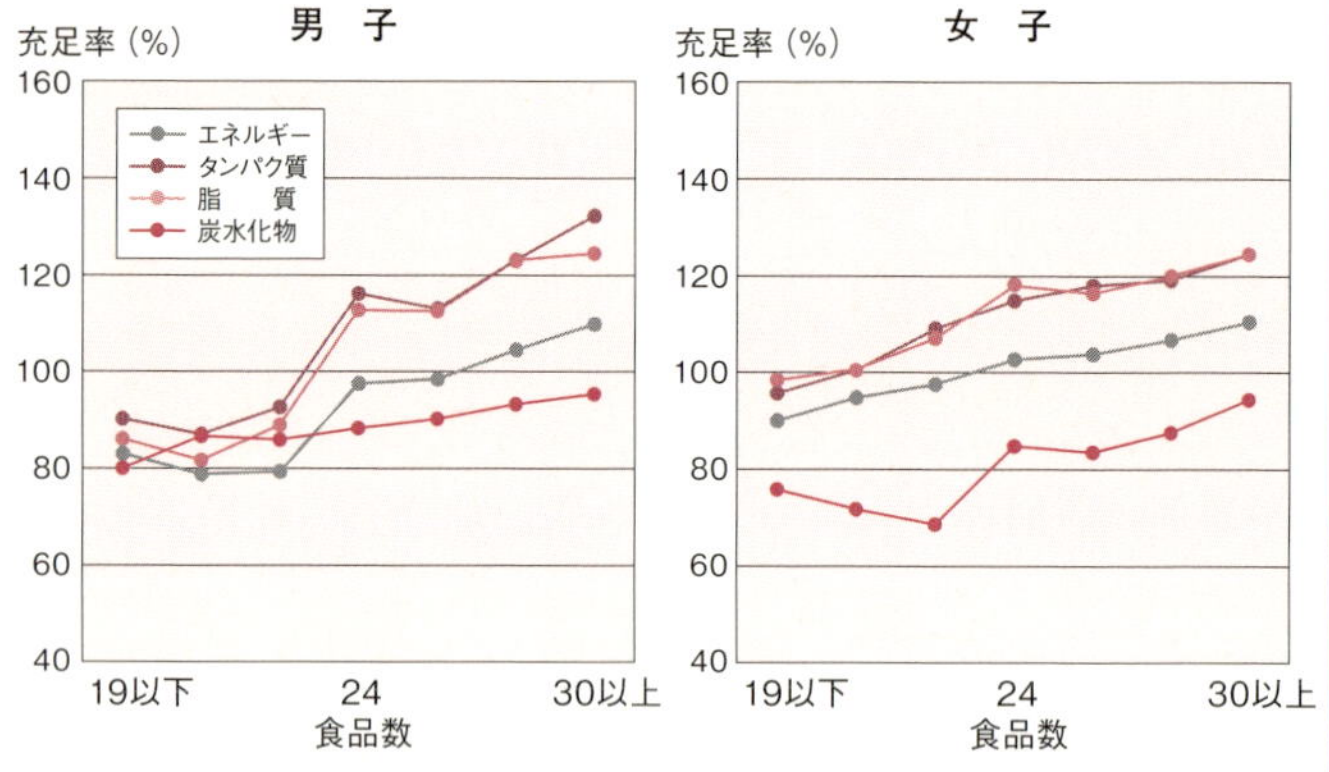

血液検査では、診断できない。CT（コンピュータ断層撮影）検査や超音波検査などの画像検査に、わき腹から細い針を刺し、肝細胞を採取して、その細胞の状態を調べる肝生検による検査が必要となる。肝生検は、病気を確定できる唯一の方法だが、体に針を刺すことからリスクもあり、誰に対してもできるものではない。

「NASHは、肥満女性に多いことが知られていますが、そのほかのリスクファクターとしては、Ⅱ型糖尿病や脂質異常症（高脂血症）、ステロイド薬やホルモン剤の服用が挙げられます。こうしたリスクファクターを持ち、**健康診断で肝機能の状態がよくないと医師から指摘された方は、たとえお酒を飲む習慣がなくても、一度、専門医である消化器内科を受診したほうがよいでしょう**」（加藤医師）

新常識3　「1日30品目」理想の食事が肝臓を悪くする！

NASHに対しては有効な治療薬がなく、減量が最優先課題となる。加藤医師が日々、外来で患者を診察していて思うのが、**「健康に気を配って食事をしている」**つも

Ⅱ型糖尿病

糖尿病にはⅠ型とⅡ型がある。糖尿病と診断される人の9割以上がⅡ型糖尿病だ。原因として暴飲暴食、ストレス、運動不足などの生活習慣の乱れが挙げられるが、遺伝的な要因（糖尿病になりやすい体質）も背景にあるとされる。

Ⅱ型糖尿病に対しⅠ型糖尿病は、膵臓《すいぞう》に何らかの問題があって生じるもので、生活習慣病ではなく、幼少時に発症することが多い。原因は自己免疫の異常が関わっているとされている（免疫細胞が自分の膵臓を攻撃し、膵臓の細胞を壊すために生じる）。

脂質異常症

中性脂肪が高い「高中性脂肪血症（高トリグリセライド血症）」と、LDLコレステロールが高い「高LDLコレステロール血症」、HDLコレステロールが低い「低HDLコレステロール血症」とがある。以前は高脂血症と呼ばれていたが、脂質が低いことによっても問題が起こることから、現在は脂質異常症という呼び方に変わっている。

りが、実際は肥満を助長しているケースが多い、という点だ。

「あるNASHの患者さんに食事指導をしようとしたところ、『私は食事にとても気を配っている』と答えました。よく話を聞くと、食事にはいろいろなおかずを用意し、ご飯は少なめとのこと。まさにこの『理想的なはずの食事』の、『いろいろな食品をとる』というところが、実は問題なのです」

いろいろな食品をとろうという考え方は、1985年に旧厚生省が提唱した「1日30品目」からきている。しかし、加藤医師はこの考え方は大きく誤っていると力説する。

「これは、『できるだけ多くの食品をとることで、栄養素の足りないものをなくす』という考えを元にしていますが、実際に1日30品目とると、エネルギーやタンパク質、脂質などがオーバーしてしまうのです」

その証拠に、小学1年、4年、中学1年の男女、合計450人に3日間の食事調査をすると、摂取食品数ごとのタンパク質、脂質、炭水化物の充足率は、品数が多くなるほど過剰摂取になることが分かった（グラフ参照）。

〝本来の〟理想的な食事については、「理屈や頭で考えるのではなく、正しい食事をイメージすることが大切」と、加藤医師は栄養指導時に、患者に勧めたい献立の写真を見せている（152ページ写真参照）。「思ったよりご飯が多く、おかずが少ない」という意見が多いそうだ。

「患者さんはこの写真のイメージで、献立を考えます。その献立を写真に撮ってもらい、次の栄養指導時に栄養士がチェックします。そうするとよい食事のイメージがしっかり定着して、指導どおりの食事ができてきます。体重も少しずつ減ってきます」（加藤医師）

NASHの食事療法で、最近、注目され始めたのが「鉄制限食」だ。ある研究で、NASHなどの肝臓病をわずらっている

ステロイド薬

ステロイドは、腎臓の上にある副腎という小さな器官の、その外側にある副腎皮質から分泌されるホルモンで、糖やタンパクの代謝に関わったり、炎症を抑えたりと、人間が生きていく上で欠かせない重要なはたらきをしている。

ステロイド薬はこのステロイドを人工的に合成させた薬。気管支喘息やアトピー性皮膚炎などのアレルギー疾患や、関節リウマチ、シェーグレン症候群などの自己免疫性疾患、腎臓病、がん、感染症など、さまざまな病気の治療に用いられている。

ホルモン剤

微量物質ながら体に重要なはたらきをしているホルモン。このホルモンを人工的に合成したものをホルモン剤という。広い意味では前出のステロイド薬もホルモン剤である。

女性が用いることの多い代表的なホルモン剤としては、HRT（58ページ脚注参照）として使われるエストロゲン製剤、乳がんの治療などで使われるアロマターゼ阻害薬などがある。

と、鉄がさまざまな臓器に蓄積して、肝臓病を悪化させたり、心臓や血管の病気を誘発したり、感染症や発がんリスクを上げたりすることが明らかになってきたのだ。

女性の場合、どちらかといえば貧血などを心配して、鉄を多くとる傾向があるが、研究結果が本当なら、これが健康にとってはマイナスになっている可能性もある。病院でＮＡＳＨをはじめ、肝臓の病気を指摘されたときは、シジミやレバーなど鉄分が多く含まれている食品は、できるだけ避けておいたほうがよさそうだ。

肝臓病食の例

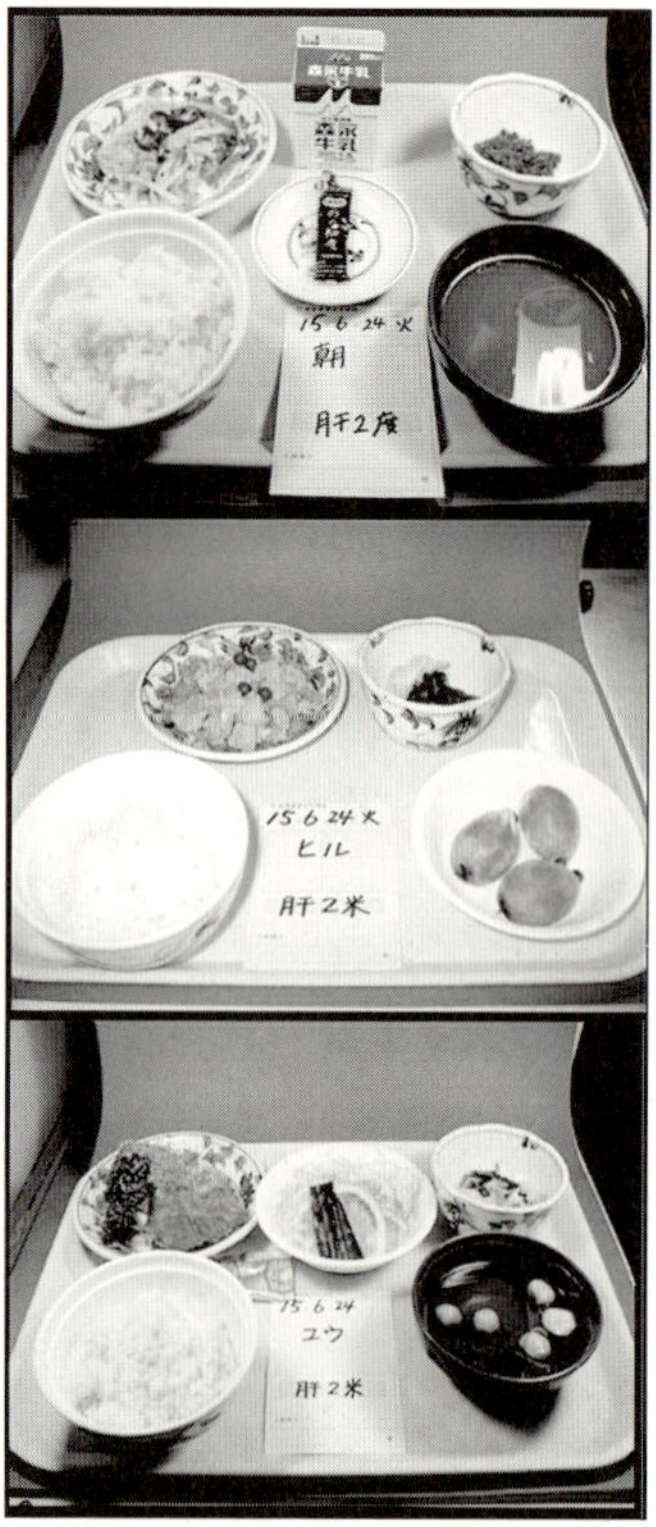

エネルギー	1900kcal
タンパク質	70g
脂質	45g
炭水化物	300g

アルコール消失までの時間

アルコール処理能力は
100～140mg／体重(kg)／時間（時）

アルコールの摂取量
飲んだ分量 × アルコール度数／100 × 比重（0.8）
＝
とったアルコールの分量

〈例〉
ビール大びん１本を飲んだ場合（度数5％のもの）
633mℓ ×1本 × 5／100 × 0.8 ＝ 25.3g

分解の時間
25.3 ÷（5～7）＝3.6～5時間 ▶ 約4～5時間

酒類別アルコール度数と適量

種類	度数	適量
日本酒	15～16%	1合（180mℓ）
ワイン	11～13%	グラス1.5～2杯
ビール	4.5～6%	中びん1本
ウイスキー	37～43%	ダブル1杯（60mℓ）
焼酎	20～25%	ぐい飲み1杯

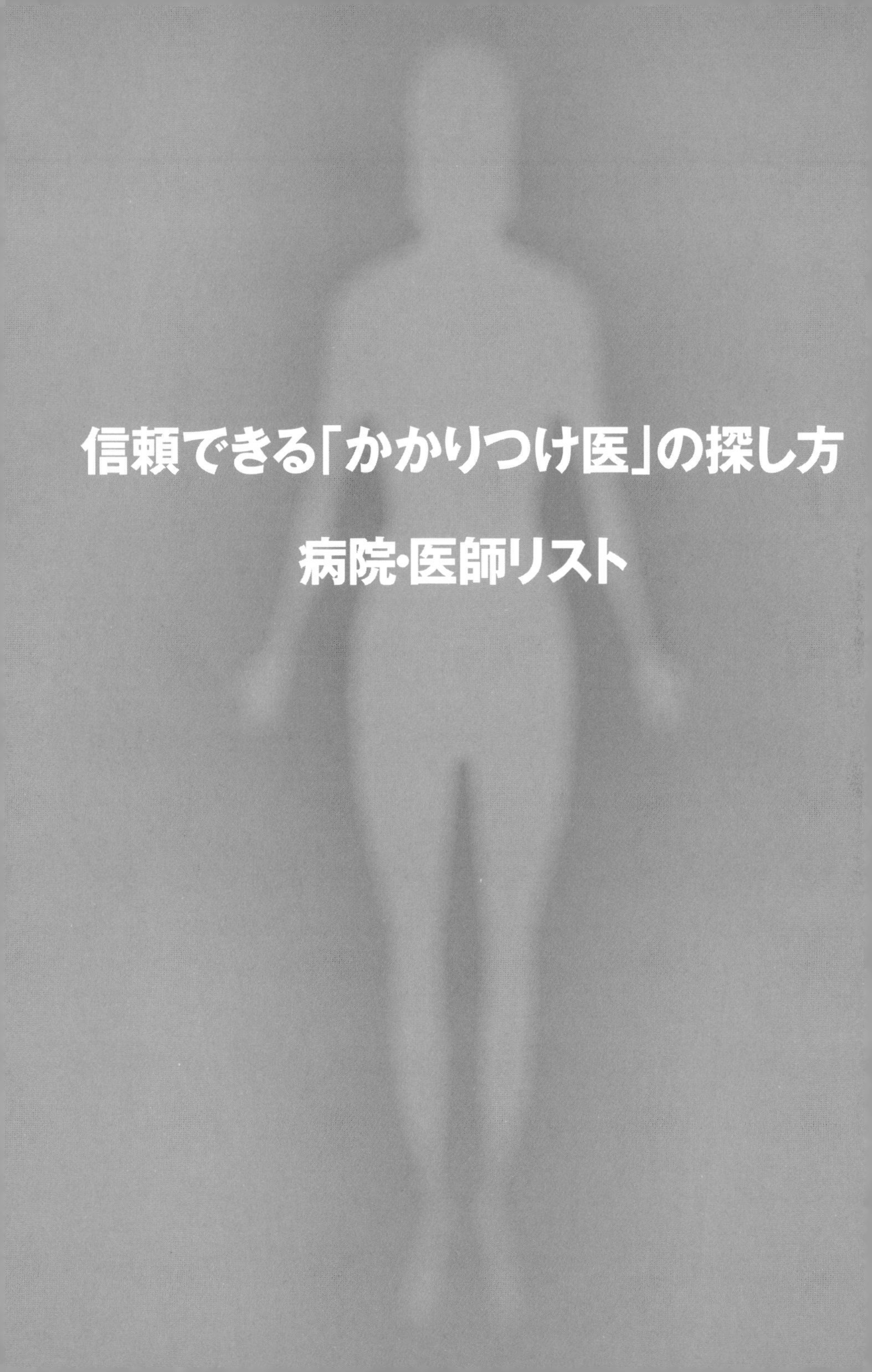

信頼できる「かかりつけ医」の探し方

病院・医師リスト

自分と家族の健康を守るパートナー
信頼できる「かかりつけ医」の探し方

❶ 診察のていねいさをチェックしましょう

○ 患者にきちんとあいさつをし、患者の不安や苦しみなどを注意深く聞こうとする

○ 患者の体によく触れながら診察する

× 患者の表情を見ずに、カルテや検査結果ばかりを見ている

×「この薬を飲めばふつうは痛みが止まるんですけどね」「気にしすぎではありませんか」

❷ 夜間でも連絡が取れるかチェックしましょう

○ 仮に夜間の診療は無理でも、24時間いつでも連絡がとれる

○ 救急体制が整っている病院やその連絡方法について具体的に教えてくれる

× 夜間緊急時に医師自身に連絡がとれず、対応方法も他人任せ

×「急に具合が悪くなったら、救急当番医に連絡してください」「緊急のときは救急車を呼びなさい」

❸ 経歴をチェックしましょう

○ 専門一筋ではなく、総合病院などで多種多様な病気を診た経験がある

○「私は内科で呼吸器を専門に診てきました。内科に関しては一通りは理解していますが、自分できちんと診断がつかないときには専門の医師を紹介します」

× 患者を妙に安心させようとする返事や、歯切れの悪い答えしかしない

×「アレルギー研究で有名な○○先生の下にいました」「いくつかの病院の内科にいました」

質問で医師の特性をチェック

本書では、主に特定の領域や病気に関して豊富な知識と診療経験を持つ「専門医」の方々に話を聞いたが、こうした専門医はあなたの住む地域に必ずいるとは限らない。とはいえ、病気になると誰でも不安になるもの。できれば、普段から自分や家族の病気について何でも相談できる医師がいてほしいと思うはずだ。

そんなときに頼りになるのが、日頃から患者の健康状態を把握し、適切なアドバイスを与えてくれる「かかりつけ医」の存在だ。体調がすぐれないときは、まず信頼できるかかりつけ医に診てもらおう。そして、もし専門医を受診する必要があるときや、他の医師の意見が聞きたい場合は、かかりつけ医に紹介してもらえばよいのだ。

では、優秀なかかりつけ医に出会

❹ 適切な紹介先を持っているかチェックしましょう

○ 患者数や手術数などの
具体的なデータや、
医療体制の充実度、
患者や医師同士の評判などをもとに、
適切な医師を快く紹介してくれる

× 「A病院がいいですよ」
「B病院のC先生は○○大学出身で、
准教授をしていたから安心ですよ」

❺ 風邪に対する診察方法でチェックしましょう

○ 患者の症状
（熱・咳・下痢や便秘・尿・体の痛み）
などについて、くまなく話を聞く

○ ていねいに診察する
（聴診器を胸と背中にしっかり当てて
呼吸音を聞く／のどの奥をよく覗き、
首の周りのリンパ節に触れる／
患者を横にさせて腹を触り、
痛みの有無を確認したり、
聴診器で腸の動きを確かめる）

○ 症状が悪化した場合は再受診を勧める

× 症状を一通り聞いて、
少しだけのどを診たり
聴診器を当てたりするだけで、
すぐに薬を処方してしまう

❻ 薬の処方のしかたをチェックしましょう

○ 各々の薬の効果や副作用、
飲むタイミング、処方する理由などを
きちんと説明し、
患者と相談しながら
処方する薬を決めていく

× 患者に何の説明もせずに
何種類もの薬を処方する

うためにはどうしたらよいのだろうか。上に、6項目のチェックリストを用意した。もしあなたが6項目のすべてで合格点を与えられると感じた医師がいたら、その後、その医師とは長いお付き合いをするようにしよう。

　かかりつけ医は必ずしも個人の開業医である必要はない。人によっては胃腸科の専門病院の医師をかかりつけ医にしたり、整形外科はここの病院、などと決めている人もいる。気軽に訪ねることができ、これからもずっと自分と家族の健康について相談できる医師であればいいのだ。

　この6項目はかかりつけ医としての適性を判定するためだけのものではない。医師が信頼できるかどうかを判断する基本中の基本となるものなので、医師の診察を受けるあらゆるケースで、その医師の信頼性を確認したいときに役立てよう。

病院・医師リスト

	記事	病院	肩書き・医師	住所・電話番号
1	**冷え症**	**麻布ミューズクリニック**	院長 **渡辺賀子**	〒106-0045 東京都港区麻布十番2-18-2 ビアンブラーセアザブ1F・201号 ☎03-5441-1234
コラム	**低体温**			
2	**肌と髪のアンチエイジング**	**北里研究所病院 美容医学センター**	センター長 **佐藤英明**	〒108-8642 東京都港区白金5-9-1 ☎03-3444-6161
コラム	**日焼け止めの害**			
3	**尿トラブル**	**横浜元町女性医療 クリニック・LUNA**	理事長 **関口由紀**	〒231-0861 神奈川県横浜市中区 元町3-115 百段館5F ☎045-651-6321
コラム	**骨盤底筋トレーニング**			
コラム	**性機能障害**			
4	**便秘**	**日本橋 レディースクリニック 肛門科・胃腸科**	院長 **野澤真木子**	〒103-0022 東京都中央区日本橋室町1-5-2 東洋ビル8F ☎03-3516-3150
コラム	**大腸がん**			
コラム	**洗浄便座の問題**			

病院リスト

	記事	病院	肩書き・医師	住所・電話番号
5	痔	日本橋 レディースクリニック 肛門科・胃腸科	院長 **野澤真木子**	〒103-0022 東京都中央区日本橋室町1-5-2 東洋ビル8F ☎03-3516-3150
6	頭痛	間中病院	院長 **間中信也**	〒250-0012 神奈川県小田原市本町4-1-26 ☎0465-23-3111
コラム	頭鳴	汐留シティセンター セントラルクリニック 頭痛外来	**清水俊彦**	〒105-7103 東京都港区東新橋1-5-2 汐留シティセンター3F ☎03-5568-8700
コラム	片頭痛と 帯状疱疹 ウイルス	東京女子医科 大学病院 頭痛外来		〒162-8666 東京都新宿区河田町8-1 ☎03-3353-8111
7	ドライマウス	鶴見大学歯学部	教授・病院長 **斎藤一郎**	〒230-8501 神奈川県横浜市鶴見区 鶴見2-1-3 ☎045-581-1001
コラム	口 トレーニング			
8	腰痛	お茶の水整形外科 機能リハビリテーショ ンクリニック	院長 **銅冶英雄**	〒101-0062 東京都千代田区神田駿河台 4-1-2　昭栄お茶の水ビル4F ☎03-5577-6655
9	変形性関節症	虎の門病院 整形外科	部長 **山本精三**	〒105-8470 東京都港区虎ノ門2-2-2 ☎03-3588-1111
コラム	変形性 股関節症	石部基実クリニック	院長 **石部基実**	〒005-0012　北海道札幌市 南区真駒内上町1-1-25 グリーンプラザ真駒内公園ビル1F ☎011-876-9008
10	外反母趾	高田馬場病院 整形外科	**町田英一**	〒171-0033 東京都豊島区高田3-8-9 ☎03-3971-5114

病院リスト

	記事	病院	肩書き・医師	住所・電話番号
コラム	**靴の選び方**	**高田馬場病院 整形外科**	**町田英一**	〒171-0033 東京都豊島区高田3-8-9 ☎03-3971-5114
11	**下肢静脈瘤**	**四谷メディカルキューブ きずの小さな 手術センター**	デイ サージェリー 部長 **根岸由香**	〒102-0084 東京都千代田区二番町7-7 ☎03-3261-0401
コラム	**下肢静脈瘤の 予防**			
12	**線維筋痛症**	**東京医科大学 医学総合研究所**	所長 **西岡久寿樹**	〒160-8402 東京都新宿区新宿6-1-1 ☎03-3351-6141
13	**更年期の トラブル**	**小山嵩夫クリニック**	院長 **小山嵩夫**	〒104-0061 東京都中央区銀座6-9-3 不二家銀座ビル4F ☎03-3571-5701
コラム	**骨粗しょう症**	**東京医科大学病院 麻酔科（ペインクリニック）**	臨床教授 **大瀬戸清茂**	〒160-0023 東京都新宿区西新宿6-7-1 ☎03-3342-6111
14	**月経の トラブル**	**こころとからだの 元氣プラザ・ 女性のための 生涯医療センターViVi**	診療部長 **小田瑞恵**	〒102-8508 東京都千代田区飯田橋3-6-5 ☎03-5210-6666
コラム	**不正出血**			
15	**子宮体がん**	**癌研有明病院 レディースセンター**	センター長 **瀧澤憲**	〒135-8550 東京都江東区有明3-8-31 ☎03-3520-0111
コラム	**子宮頸がんと HPVワクチン**			

病院リスト

	記事	病院	肩書き・医師	住所・電話番号
16	**卵巣がん**	**癌研有明病院 レディースセンター**	センター長 **瀧澤憲**	〒135-8550 東京都江東区有明3-8-31 ☎03-3520-0111
コラム	**チョコレートのう腫**			
17	**乳がん**	**聖路加国際病院 ブレストセンター 乳腺外科**	部長・ブレストセンター長 **山内英子**	〒104-8560 東京都中央区明石町9-1 ☎03-3541-5151
コラム	**自己チェック法**			
コラム	**大豆食品と乳がん予防**			
18	**コレステロールと肥満**	**ニコークリニック**	院長 **田中裕幸**	〒849-2201 佐賀県武雄市北方町志久1574 ☎0954-36-5777
19	**高血圧**	**埼玉医科大学病院 腎臓内科**	診療科長・教授 **鈴木洋通**	〒350-0495 埼玉県入間郡毛呂山町 毛呂本郷38 ☎049-276-1111
20	**NASH (非アルコール性脂肪肝炎)**	**慶応義塾大学病院 看護医療学部兼 医学部**	教授 **加藤眞三**	〒160-8582 東京都新宿区信濃町35 ☎03-3353-1211

伊藤 隼也（いとう しゅんや）

医療ジャーナリスト・写真家
94年に自身の父親を医療事故で亡くしたことをきっかけに
医療問題に深い関心を持ち、国内外を問わずさまざまな医療現場を精力的に取材。
03年からフジテレビ「とくダネ!」にてメディカルアドバイザーを務める他、
テレビ・雑誌・書籍など多数のメディアでより良い医療のあり方を追求・発信し続けている。
08年10月に起きた「脳出血・妊婦たらい回し」事件では、
東京都の周産期救急搬送システムの不備を徹底検証した記事（週刊文春）が、
09年第15回「編集者が選ぶ雑誌ジャーナリズム賞」大賞を受賞。

オンナの病《びょう》気《き》 新《しん》常《じょう》識《しき》

2011年5月31日　第1刷発行

編　著　伊《い》藤《とう》隼《しゅん》也《や》
発行者　持田克己
発行所　株式会社 講談社
〒112-8001
東京都文京区音羽2-12-21
電話　編集部　03(5395)4030
　　　販売部　03(5395)4415
　　　業務部　03(5395)3615
印刷所　慶昌堂印刷株式会社
製本所　株式会社国宝社

定価は、カバーに表示してあります。

ISBN978-4-06-216282-1